看懂風濕免疫

教你正確對抗風濕、應變新冠病毒！

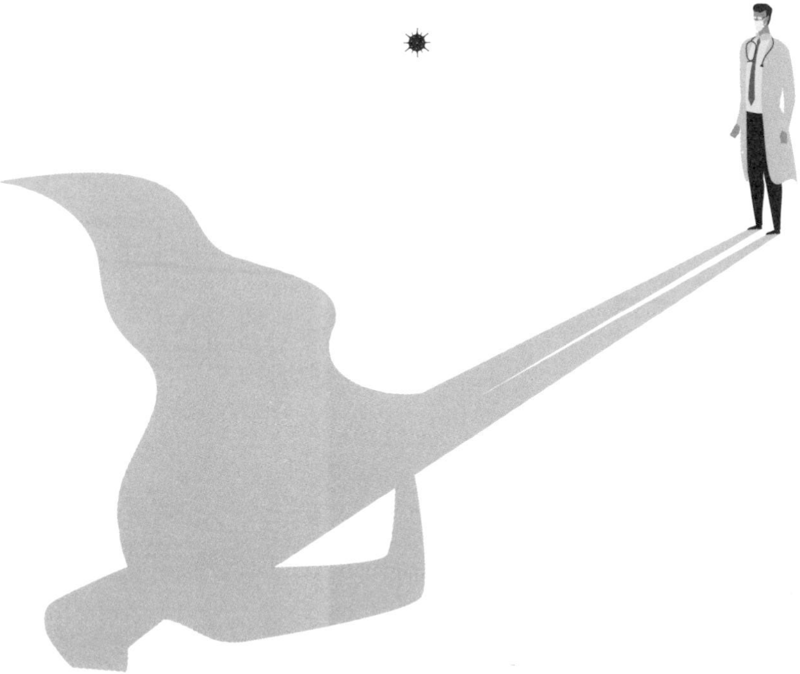

張德明——著

目錄

自序——008

第一章
認識常見風濕科疾病

痛風——012
類風濕性關節炎——020
全身性紅斑性狼瘡——035
修格連症候群——059

退化性關節炎——074

第二章 其他風濕病及重要併發症

肌肉肌膜疼痛症候群——096
纖維肌痛症——104
乾癬性關節炎有性別差異——111
血管炎——114
間質性肺病——120
風濕疾病的動脈硬化及血管栓塞問題——124
罹風濕疾病的懷孕併發症——128

手功能的下降——135
葡萄膜炎——139

第三章 風濕科疾病治療與研究

JAK抑制劑——150
低劑量滅殺除癌錠和血球數下降及皮膚癌的關係——155
非類固醇抗炎藥物與懷孕——158
對硬皮症肺臟纖維化的評估及治療——164
肌肉炎的最新治療——168
類風濕性關節炎在生物製劑治療下癌症復發的風險——172

第四章

認識新冠病毒

感染新冠病毒COVID-19的症狀——176
預防新冠病毒COVID-19的公衛觀念——178
Delta變種病毒介紹——180
二〇一九年新型冠狀病毒——186
新冠病毒與腦——190
新冠病毒疫情對生育率的影響——192

第五章 新冠病毒與疫苗

美國三種新冠病毒疫苗與英國AZ疫苗的比較——198
疫苗有效率——207
AZ疫苗與血栓——210
Delta變種病毒與疫苗第三劑——214

第六章 風濕免疫疾病與新冠病毒及疫苗接種

全身性自體免疫風濕病人感染新冠病毒的研究——220
COVID-19疫苗的效力與對自體免疫病人的建議——223
COVID-19疫苗與自體免疫疾病——226

風濕疾病與疫苗接種——229
疫苗接種會不會讓原本的風濕病活躍——239

第七章 健康與長壽

會讓認知功能下降的藥物——244
運動能長壽——249
飲食、營養、和風濕病——252
斷食——259
糖對健康的影響——264
咖啡與維他命——267
迎向安寧幸福二〇二二的二十一種方法——272

自序

風濕免疫科相關的知識其實應該是一本很厚的教科書，涵蓋範圍相當廣泛，至少包含了大約二〇〇種疾病和許多症候群與併發症。歐美先進國家常將其描述為風濕肌肉骨骼疾病（rheumatic musculoskeletal diseases），或自體免疫發炎性疾病（autoinflammatory disorders）。前者取其通常會影響關節、結締組織、軟骨、肌腱且常伴隨著疼痛而得名；後者則因為這類疾病活躍時，多有發燒、反覆性發炎反應等現象。這樣的分類讓疾病的脈絡更為分明，思考的邏輯方向也就更加清楚。

這類疾病的共通性就是常與遺傳基因、荷爾蒙、環境等因素相關，但實際病因則常具多元或異質性，而不十分清楚。唯近年由於免疫學、基因學、分子生物學、藥物學、人工智慧、大數據等相關科學的突飛猛進，使這些疾病由致病原因、病理機轉、診斷、預防到治療都獲得突破性實質性的進展，不但使得臨床處理更得心應手，病人也能有較佳的預後和生活品質。

不過與此一領域相關的中文書籍卻普遍缺乏，尤其是即時的醫學新知介紹更幾乎是付之闕如，也因為知識的極端不對等，使得醫、病雙方應共同參與，進而達成疾病診治決定（share decision making）的理想成為空中樓閣。病人不信任專業醫師，固然是最不令人樂見的情況，但若病人信任的是未能與時俱進的醫師也會陷入尷尬的處境。

多年行醫經驗深刻體認，較佳的疾病預後，除了醫師本身應該具備最新的知識、技術，和視病猶親的態度；病人方面的配合，包括遵從醫囑、對疾病與藥物的基本認識、以及公共衛生的相關知識都極為重要。醫、病擁有共同語言，相互信任增長，才是面對疾病的最佳利器。

當然這本書不可能涵蓋一切，只是仍然一本初衷，希望將風濕疾病最新的議題和演變，與年輕的醫療照顧者和病友們分享。此外，適逢新冠病毒肆虐議題依然方興未艾，風濕免疫發炎性病友咸感相當困擾，特別加入章節，希望能協助釋疑。

承蒙時報文化出版趙董事長的青睞與鼓勵，深刻期望這本書的出版，讀者們都能有所收穫和成長，更重要的是能促進健康，並開展平安幸福的人生。

張德明

第一章

認識常見風濕科疾病

痛風

痛風素來被稱做是王者之病，以前指的是像國王與皇后這般達官顯貴才會得的病，但現在富裕國家裡的人，生活模式越來越像過去的王者，享受著美酒佳餚，當然他們也勢必如國王一樣要付出生活的代價，飽受痛風的折磨。

痛風的發現，至少可追溯自埃及時代（Richette P, Lancet 2010），它是目前全世界最常見的發炎性關節炎，其盛行率在全球亦不斷上升（Kuo CF, Nat Rev Rheumatol 2015）。而高尿酸血症，意謂血清中的尿酸濃度過高（高於正常值上限6.8毫克/dL），則幾乎是走向痛風的必經之路。

因此許多研究人員希望能找到預防高尿酸血症的方法，從而在源頭上達到遏止痛風的目的。

Choi HK是美國哈佛醫學院麻州總醫院風濕過敏免疫科的教授，其團隊近期特別針對高尿酸血症的預防做了研究並發表在《*Arthritis & Rheumatology* 2020；72（1）：157-165》。

Choi教授使用已在其他諸如心肌梗塞、糖尿病、高血壓等疾病實作成功的生活形式因子來評估。它利用所謂population-attributable risk（PAR）來檢視肥胖、喝酒、飲食、服用利尿劑等因素的影響。資料則來自一四六二四位成年人。

結果顯示，BMI，也就是身體質量指數（body mass index）值若高，會非常明顯的提升尿酸值，但只要減重，即可降低尿酸值，甚至若有經過減肥手術（Bariatric surgery）者，尿酸即恢復正常。

如果每一個人都有正常健康的體重，即BMI小於二十五，則四四%高尿酸血症將會消失。

高尿酸血症病人對飲食建議的配合度其實相對較低，但如果真能充分配合，則四○%的高尿酸血症會消失。唯此建議確屬知易行難。

談到喝酒，對高尿酸血症的影響約佔八%，而利尿劑的使用，其影響約為十二%。但事實上，飲酒量與飲食內容常會被病人低估或隱瞞，因此飲食與飲酒對高尿酸血症的影響勢必更高。

毫無疑問的，在我們不能改變遺傳因素的影響之前，控制體重、飲食內容、與喝酒量，仍是降低高尿酸血症以及減少痛風發作的重要因素，病人應有所知且不可不慎。

● **痛風的臨床症狀分為四個階段：**

1. 無症狀高尿酸血症。
2. 急性痛風。
3. 間歇期痛風。
4. 慢性痛風石痛風。

隨著飲食習慣的改變，壽命的延長，痛風的發生率也逐漸增加。台灣痛風的盛行率及痛風石病人亦逐年升高，高尿酸血症之盛行率約為十七‧三％，原住民族群更高達五〇％。

美國風濕學院二〇二〇年九月發表了最新的痛風照護指引。與二〇一二年的指引相比，不同處在於除了完整的文獻回顧整理外，還新增加了病人意見以及效價比的資料，讓臨床醫師在照護此一慢性疾病時更能得心應手。

這項最新的指引基本上分為強烈建議、有條件建議、或反對共三項。這些決定源起於一個核心團隊的共識，團隊成員包含風濕科專家醫師、一般內科醫師、腎臟科醫師、醫師助理、和病人代表。在十六項的強烈建議中，主要針對幾個特殊議題，如降尿酸治療的適應症、何時啟動降尿酸治療、如何追蹤測定降尿酸治療、設定目標的降低血液中尿酸濃度、降尿酸治療失敗後的處理，以及急性發作時的處理等。

● 痛風照護指引內容包括：

利用降尿酸治療（尤其是因為效果理想和價格低廉的原因，以allopurinol做為第一線）來減少復發、痛風石、和血清尿酸值；急性發作時，使用非類固醇抗風濕藥物、類固醇、或秋水仙素；基於科學證據進行有目標的治療，即將血清尿酸值設定在小於六毫克／微升。和先前的美國風濕學院指引不同處在於，它沒有其他的閾值，無論病人是否有糜爛破壞性的關節炎、痛風石、腎臟病、腎臟結石，六是唯一指標，因為並沒有其他的研究支持更低的閾值。

此一最新指標的另一強處，即把病人的意見整合，認為即使是第一次發作，只要病人是慢性腎臟病第三期或以上、血清尿酸值大於九、或已有尿道結石，就應該立即開始降尿酸治療；與過去截然不同的是，新指引也支持即使在活躍的痛風發作時也應同時降尿酸。

因為痛風是如此常見且具破壞性的疾病，當務之急，就是將這些不斷成長的知識，無論診斷或治療，能夠散播給病人跟健康照顧的專業人員。

- **痛風照護指引依臨床證據的建議指引：**

1. 病人只要有一個或一個以上的痛風石，就應降尿酸治療。
2. 當病人的關節X光顯示有破壞時，應開始降尿酸治療。
3. 若病人每年有二次以上的痛風發作，即應啟動降尿酸治療。
4. 剛開始降尿酸治療時，應先使用黃嘌呤氧化酶抑制劑（xanthine oxidase inhibitor，包含異嘌呤醇〔allopurinol〕及福避痛〔febuxostat〕），即使病人已是慢性腎臟病第三期以上（第三期慢性腎臟病是中度腎衰竭，腎絲球過濾率值在三〇%～五九%）。
5. 當慢性腎臟病第三期或第三期以上時，先使用xanthine oxidase抑制劑，而非probenecid促進尿酸排泄。
6. 使用xanthine oxidase抑制劑的allopurinol和febuxostat時，先由小劑量開始，再

慢慢增加。

7. 臨床上，進行降尿酸治療時，應同時併用抗發炎藥物以預防發作。考慮病人狀況不同，併用抗發炎預防治療，可選擇包括秋水仙素、非類固醇抗發炎藥物，以及類固醇，且持續至少使用三到六個月，之後再繼續評估，如果病人仍持續有小發作時，則繼續使用。

8. 盡量使用固定劑量的降尿酸藥物治療、且持續有清楚目標的降低血清尿酸值，讓病人配合並遵循醫囑，即能有效降低血清尿酸濃度、縮小痛風石，以及減少痛風發作的次數，一年內不超過一次。

9. 清楚設定血清尿酸值以低於6 mg/uL為目標。

10. 若病人使用黃嘌呤氧化酶抑制劑（allopurinol或febuxostat）、和促進尿酸排泄藥物（probenecid、sulfinpyrazone、benzbromarone）、或其他的方式皆無法有效地降低血清尿酸值低於六，且持續每年有超過二次以上的發作，或皮下痛風石無法化解縮小時，可改用pegloticase（聚乙二醇重組尿酸酶，於二〇一〇年在美國通過核准正式上市，它能用於對傳統治療藥物無效的百分之三患者身上。聚乙二醇重組尿酸酶在使用上是以靜脈注射作為途徑，每兩個星期需施打一次。根據實驗，它不僅能夠溶解痛風石，還被發現能有效降低痛風患者的尿酸。不過聚乙二醇重組尿酸酶雖然有不錯的療效，但出現副作用的機率卻很高）。

11. 當病人痛風發作時，使用秋水仙素、非類固醇抗炎藥、或類固醇(包括口服)、關節內、和肌肉注射當成第一線治療，而非第一介白質抑制劑或ACTH。

12. 當選用秋水仙素為治療劑時，建議用低劑量秋水仙素而非高劑量，因為其效果相似，但副作用較低。

13. 若病人無法使用口服藥物時，則建議用肌肉內、靜脈、和關節內注射類固醇，而非第一介白質抑制劑或ACTH。

類風濕性關節炎

由陣發性風濕症到類風濕性關節炎

二〇一九年發表在《*ACR Open Rheumatology*》的文章顯示，大約有四〇%的類風濕性關節炎病人，在確定診斷之前，會有斷斷續續陣發性的發炎性關節炎症狀。

陣發性風濕症（palindromic rheumatism），是一種會造成周期性斷續發作的關節和關節周邊組織發炎的風濕疾病。根據一九八七年發表在《*Scand J Rheumatol*》的文章顯示，此症特徵為：

1. 通常一次只發作一個關節。
2. 手指、手腕、膝蓋屬典型位置。
3. 只持續數小時到數天。
4. 會自動緩解。

二〇一〇年發表在《*J Clin Rheumatol*》的文章顯示，陣發性風濕症病人通常在關節放射線X光檢查是正常的，但發炎指數如CRP可能會有短暫升高。

● **診斷標準：**

1. 一或數個（常小於三個）關節反覆發炎。
2. 發作時間由數小時到一週。
3. 至少有一次發作已由醫師確認。
4. 至少曾在三個以上的不同關節發作。
5. 需由醫師排除會引起關節發炎的其他可能性。

其盛行率不明，但約三分之一可進展為類風濕性關節炎。

二〇一三年發表在《*J Clin Rheumatol*》的文章顯示，陣發性風濕症病人有高比率會帶有陽性的類風濕因子（RF）和抗環瓜氨酸抗體（ACPA），且與之後發展為類風濕性關節炎有關。不過也有兩者之一陽性的病人，經長期追蹤，仍不會演變為類風濕性關節炎。

● **治療的建議：**

通常只有在發作時以非類固醇抗發炎藥物治療，若發作太過頻繁，則可試用抗瘧藥物（hydroxychloroquine）預防，但甚少需用到治療其他疾病緩解藥物（DMARDs）。

二〇二一年三月發表在《*THE RHEUMATOLOGIST*》的研究顯示，通常會進展到類風濕性關節炎的陣發性風濕症病人，通常多為女性，其特徵是類風濕因子（RF）陽性、關節腫脹、且可能合併背痛或脊椎關節炎。當然對這類陣發性風濕症病人，我們就更應提高警覺，期能盡速診斷出類風濕性關節炎，並早期治療。

類風濕性關節炎的最新治療原則

近年每一年美國風濕學院（ACR）的年會，都會邀請美國哈佛醫學院及布里根暨婦女醫院的Michael E. Weinblatt教授（當年在美國也和他共同發表了研究文章 DM Chang, M Weinblatt, PH Schur, 1992,〈The effects of methotrexate on interleukin-1 in rheumatoid arthritis.〉，《*J Rheumatol*》19:1678-82，滅殺除癌錠對類風濕性關節炎的第一介白質的影響），演講「類風濕性關節炎的最新治療原則」。同樣的題目，讓所有會員都能持續溫故知新，也代表此一領域的日新月異。

二〇二〇年五月該內容已先披露在《*THE RHEUMATOLOGIST*》，概述以下，期能與大家分享：

1. Methotrexate滅殺除癌錠：MTX仍然是治療類風濕性關節炎的基石，也是全世界最常被用來治療類風濕性關節炎的藥物。原因何在？主要在於MTX單獨使用即能發揮效果；若合併其他疾病緩解藥物（DMARDs）使用，更能增強整體效果。至少三分之一的類風濕性關節炎病人服用後，病情會得到緩解，且價格便宜。其有效治療劑量為每週十七・五～二十五毫克（七～十顆，一顆二・五毫克）。但在一項針對三五六四〇位病人的研究報告中（《*Arthritis Care & Research*》2017）顯示，僅三七%的病人在換用生物製劑前，其使用劑量高於十五毫克（六顆）。他因此建議我們應大膽提高使用劑量。但在台灣我們仍需考慮國人較西方人瘦小，且有較高比例的肝炎病史，不過至少在每週使用六顆時不必過於憂心。此外他也建議將藥物一天分早晚二次服用或皮下注射，或加入葉酸，以減少副作用。

2. 生物製劑：生物製劑於一九九八年由抗腫瘤壞死因子抑制劑（恩博）揭開了

臨床使用序幕，其問題在於若使用六～九個月緩解中突然停用，大多數病人會復發惡化，且即使再重新開始治療，仍會有一五%病人無法回到原有低活性狀態（《*Arthritis Care & Research*》2018）。因此一旦病情緩解，可嘗試減少劑量，或延長使用間隔，而非驟然停止治療。此外，無論是單獨使用類固醇，或併用抗腫瘤壞死因子抑制劑，都會增加感染機會，因此建議盡量不要使用類固醇，或劑量愈低愈好。就心血管疾病的副作用而言，病人服用安挺樂（tocilizumab）與恩博（etanercept）間並無差異（《*Arthritis Rheumatol*》2020）。

3. **JAK抑制劑**：為較新一代的抗風濕藥物，下篇分解。

二〇二〇年類風濕性關節炎治療與疾病研究的最新進展

二〇二〇年十二月一日剛發表於《*THE RHEUMATOLOGY*》的文章，回顧了二〇二〇一年來類風濕性關節炎治療與疾病研究的最新進展。

- **治療成果：**

類風濕性關節炎的多樣化治療選擇，在二〇二〇年持續獲得擴展，在一項國際第三期臨床試驗SELECT-EARLY中，將Upadacitinib（烏帕替尼，UPA、JAK抑制劑）和滅殺除癌錠（MTX）一對一比較發現，前者對活躍的類風濕性關節炎更為有效。經十二週治療後，以ACR-50（五〇%的進步）反應為例，每日服用十五毫克UPA為五二%，若每日服用三十毫克UPA為五六%，但服用MTX每週二十毫克（八顆）則僅二八%。此研究持續到七十二週，每日服用十五毫克及三十毫克UPA的ACR20（二〇%的進步）反應分別可達七一%、七二%；ACR50（五〇%

的進步）則分別為六二%、六七%。顯示不但藥效強且能持續，不過在《新英格蘭雜誌》（《*NEJM*》）發表的結果顯示，有二例產生靜脈栓塞，此點仍值得留意。

另一個是新的JAK抑制劑filgotinib（吉利德），其研究結果發表在二〇二〇年的美國風濕學院年會視訊會議上。依據試驗，若每天服用二〇〇毫克filgotinib，和皮下注射adalimumab（復邁）每二週四十毫克比較，以DAS-28小於二・六代表緩解，則在每天二〇〇毫克filgotinib組為五四%，亦明顯優於adalimumab（復邁）組的四六%（p＝0.024）。

臨床顯示，JAK抑制劑在類風濕性關節炎的角色與發展，仍然受到高度重視且方興未艾。

另一方面，每四週或每二週皮下注射第六介白質抑制劑Olokizumab 六十四毫克達十二週，ACR20（二〇%的進步）分別為六三・六%和七〇・四%。對照安慰劑組則僅二五・九%。ACR50（有五〇%的進步）分別為四二・七%和四八・

六%。對照安慰劑組則僅七・七%。顯示第六介白質抑制劑方面也獲得進展。

● 類風濕性關節炎與其他器官疾病：

近年來已知類風濕性關節炎病人會增加心血管疾病的風險。研究顯示，類風濕性關節炎和心血管疾病間有共同的免疫機轉，因此使用免疫調節劑治療類風濕性關節炎可能可以改變這些病人心血管疾病的病程。

一項報告指出，在診斷類風濕性關節炎當下，其實已出現血管變化。病人的主動脈延展性較正常人降低五〇%，經過滅殺除癌錠單一治療、或加入恩博（腫瘤壞死抑制劑etanercept）治療，血管延展性可增加二〇%，此療法似乎仍然可逆。這真是非常令人鼓舞的訊息。

另一項研究顯示，在類風濕性關節炎病人中女性因帶有抗環瓜氨酸蛋白抗體（ACPA），而更會增加慢性阻塞性肺病的發病風險。事實上在關節出現異常前，呼吸道黏膜表面呈現的抗環瓜氨酸蛋白質（citrullinated protein）是類風濕性關節炎最早的表現之一，之後再造成肺部結構的改變。此研究發現，抗環瓜氨酸蛋白抗體（ACPA）陽性可增加慢性阻塞性肺炎三倍。這也是重要訊息，即帶有抗環瓜氨酸蛋白抗體（ACPA）的類風濕性關節炎病人，可能更要注意其他器官，尤其是肺部的侵犯。了解這些知識後，醫病皆應對類風濕性關節炎的心肺變化有更進一步的認識和因應。

類風濕性關節炎的治療大辯論

類風濕性關節炎傳統上是以滅殺除癌錠（MTX）為主軸來控制病情，但若治療失敗，應依照何種順序啟動下一波生物製劑，這是醫病之間的大哉問。

因為突然出現的多種各類型生物製劑，反而造成臨床選擇上的尷尬和困擾。正如開車到停車場，突然發現空位太多，該停哪一格反而大費周章。

發表在二〇二〇年十二月《*THE RHEUMATOLOGIST*》的文章，特別針對是否應先使用Jakinib類藥物，再考慮其他生物製劑，邀請了兩位美國風濕學大師對談辯論。

- **贊成使用Jakinib類藥方：**

Vibeke Strand，是美國史丹福大學風濕科教授，她代表贊成先使用Jakinib類藥物的一方，提出理由如下：

1. 發表在二〇一七年《刺胳針》（《*Lancet*》）雜誌的研究顯示，使用口服的捷抑炎（Tofacitinib, Xeljanz）併用滅殺除癌錠（MTX），和針劑的復邁（Adalimumab, Humira）併用滅殺除癌錠（MTX），其效果無分軒輊。
2. 發表在二〇一七年《新英格蘭》（《*NEJM*》）雜誌的研究顯示，使用滅殺除癌錠（MTX）效果不佳時，加上愛滅炎（Baricitinib, Olumiant）會明顯優於加入安慰劑或復邁（Humira）。

3. 發表在二〇一九年《*Arthritis Rheumatol*》雜誌的研究顯示，併用滅殺除癌錠（MTX）加上Upadacitinib（Rinvoq），較滅殺除癌錠（MTX）加上復邁（Humira）為優。

4. 發表在二〇一七年《*Arthritis Care Res*》雜誌的研究顯示，病人服用捷抑炎（Tofacitinib, Xeljanz）或Upadacitinib，其生活品質都明顯提升。

5. 使用捷抑炎（Tofacitinib, Xeljanz），通常在一～二週後即有明顯進步。

6. 口服的方便性明顯優於皮下注射或點滴注射。

7. 半衰期在生物製劑中最短，若因任何原因需要停用，很快就可歸零。

8. Strand醫師並先防禦了二個潛在可能被攻擊的副作用。其一為Jakinib類藥物可能會增加帶狀疱疹感染的發生率，但使用疫苗Shingrix即可克服。

9. 另一個擔心的副作用即美國食藥署特別在二〇一九年七月警告的靜脈血栓。但Strand醫師認為類風濕性關節炎本身即為靜脈血栓的風險因子，也無法就生物機轉上解釋為何捷抑炎會增加血栓，因此建議若病人已有靜脈血栓病史，當然避用是合理的；但對過去並無病史者，則應不需要特別迴避。看來是言之成理，捷抑炎似明顯勝出，應該無懈可擊的可率先使用了吧！但再聽聽反對者怎麼說。

● **反對使用Jakinib類藥物：**

被設定站在反對面的是Michael Weinblatt醫師，美國哈佛大學風濕科教授，他曾和我合作研究滅殺除癌錠（MTX）作用機轉，且於一九九二年發表在國際期刊《*J Rheumatology*》雜誌。他代表反對先使用Jakinib類藥物的一方，當然我相信他不可能真的全然反對，只是被要求在辯論中站在反方。我們也可清楚看出相關研究都以復邁做比較，主要因為它是腫瘤壞死因子的單株抗體，可能也因為它是近十年來生物製劑中使用量最大的藥物。

● **Weinblatt教授提出的反方理由如下：**

1. 腫瘤壞死因子抑制劑（Etanercept, Enbrel，恩博）於一九九八年被美國食藥署通過使用，迄今臨床經驗已超過二十二年，效果穩定且成熟順手，暗示當然應優先使用。

2. 二〇一九年發表在《*Cochrane Database Syst Rev*》的文章顯示，使用腫瘤壞死因子抑制劑類藥物，即使減量三～十二個月，仍能保持和全劑量有相似的疾病活性。但Jakinibs類藥物則無類似研究數據，也就無從得知能否減量，或該如何減量。

3. 因腫瘤壞死因子抑制劑使用已久，各種副作用已非常清楚，例如引起多發性硬化症等神經去髓鞘疾病，因此能預先過濾或預防。相對的，Jakinibs類藥物則仍在臨床使用中探索。

4. 對風濕科病人懷孕而言，二〇二〇年美國風濕學院發表指引（《*Arthritis Rheumatol*》2020），有條件的建議懷孕前或其間仍可繼續使用腫瘤壞死因子抑制劑，並以Certolizumab pegol（Cimzia，欣膝亞）為最佳選擇。

5. 另一方面，二〇一九年《*Arthritis Rheumatol*》發表的文章顯示，捷抑炎（Tofacitinib）不但可能增加靜脈血栓，也可能會增加心血管疾病。衍生出來的問題包括：女性病人正在服用口服避孕藥或荷爾蒙補充治療是否可使用Jakinib類藥物？肥胖或BMI高的病人是否應避免使用Jakinib類藥物？使用Jakinib類藥物前，是否應先篩檢抗磷脂抗體？

反方拋出的諸多問題，確實仍有待明確回答。當然立論基礎仍鎖定在Jakinib類藥物與血栓的關係，而事實上，史丹福大學Strand教授已先做預防性解釋。由辯論中可見，即使大師級的醫師在臨床使用上仍有不同的看法，當然也可能只是因為辯論而必須壁壘分明各據一方，但由兩方整理的內容，可讓醫病雙方都能更深層的省思所選擇的藥物，並在以病人安全及有效為最大的考量下，選用最適當且雙方信任的藥物。

全身性紅斑性狼瘡與周邊神經系統

全身性紅斑性狼瘡既謂「全身」，當然可影響神經系統，也就包括了中樞神經系統和周邊神經系統。過去研究多針對狼瘡對中樞神經系統的影響，包括精神和神經層面。

二〇二〇年一月發表在《*Arthritis Rheumatology*》的文章，檢視不同型態的周邊神經系統病變，並分析其發作頻率、病程、最終變化，以及對於狼瘡病人生活品質的影響。也同時發現周邊神經系統的侵犯並非少見。

這是自一九九九到二〇一一年，一個由十六個國家的四十三個學術型醫學中心中的五十二位研究者的國際性合作。在一八二七位參與的狼瘡病人中，八八・八%為女性，四八・八%為白種人，平均年齡為三十五歲，經過平均七・六年的追蹤，每年評估十九種神經精神狀態，包括七種周邊神經病變，以及狼瘡疾病的活躍性、器官侵犯、自體免疫抗體、病人及醫師對於結果的評估等。

結果顯示，有七・六%的病人有某一型的周邊神經病變。前三名分別為周邊神經病變（polyneuropathy，四一%）、單一神經病變（Mononeuropathy，二七・三%）、腦神經病變（Cranial neuropathy，二四・二%，腦神經屬於周邊神經系統，區別於由脊髓發出的脊神經，包括視神經炎Optic neuritis、三叉神經、前庭神經、動眼神經、外展神經、面神經）；後四名包括：小纖維神經病變（Small-fiber neuropathy）、Myasthenia gravis（重症肌無力）、神經叢病變（Plexopathy）、自主神經病變（Autonomic neuropathy）。此外，雖然狼瘡在亞裔人種較為常見，但似乎卻較少有周邊神經病變。

這看來似乎是微不足道的小問題，但因為周邊神經病變對病人生活品質及身體功能仍有頗大影響，仍應注意並設法緩解。

若病人過去曾發生過神經病變、狼瘡診斷時較為高齡、狼瘡的疾病活躍性較高，則其恢復的時間相對較長，對狼瘡病人生活品質的影響也較大。另一篇研究發表在《*Lupus*》二〇一九年的文章也顯示，患有高血壓病史、皮膚有網狀青斑、抽菸、合併糖尿病、修格連症候群的狼瘡病人都屬高危險群。

因此若有相關症狀可轉由神經科醫師確診並尋求正確治療。包括類固醇、癌德星、血漿置換、靜脈注射免疫球蛋白、莫須瘤、新體睦、滅殺除癌錠、山喜多、移護寧等。

全身性紅斑性狼瘡診斷標準

● 全身性紅斑性狼瘡診斷標準隨醫學進步的演變：

一九七一年美國風濕學院分類準則要項的定義，具有下列十四項準則中的任四項以上，即可診斷為全身性紅斑性狼瘡：

1. 面部蝴蝶斑。
2. 圓盤狀皮膚疹。
3. 雷諾氏症候群。
4. 禿髮。
5. 陽光敏感。
6. 口腔鼻咽潰瘍。
7. 關節炎。

8. 狼瘡細胞。

9. 梅毒血清假陽性反應。

10. 蛋白尿。

11. 細胞圓柱體。

12. 漿膜炎（肋膜或心包膜炎）。

13. 抽搐或精神病。

14. 溶血性貧血、白血球過低、血小板過低症。

一九八二年美國風濕學院分類準則要項的定義，具有下列十一項準則中的任四項以上，即可診斷為全身性紅斑性狼瘡：

1. 面部蝴蝶斑。

2. 圓盤狀皮膚疹。

3. 陽光敏感。

4. 口腔潰瘍（上顎、表淺、不痛）。

5. 關節炎（非侵蝕性）。

6. 漿膜炎（肋膜或心包膜炎）。

7. 腎臟病變：蛋白尿每天大於〇・五克、或單次3＋、或尿液檢查出現細胞圓柱體。

8. 神經病變：抽搐或精神病。

9. 血液變化：溶血性貧血、白血球過低（小於4000/mm^3，至少二次）、淋巴球過低症（小於1500/mm^3，至少二次）、血小板過低症（小於100,000/mm^3，且排除藥物引起）。

10. 免疫學變化：LE細胞陽性、抗雙縷DNA抗體陽性、抗SM抗體陽性、或梅毒血清假陽性反應。

11. 抗細胞核抗體陽性。

一九九七年美國風濕學院分類準則要項的定義，具有下列十一項準則中的任四項以上，即可診斷為全身性紅斑性狼瘡：

1. 面部蝴蝶斑。
2. 圓盤狀皮膚疹。
3. 陽光過敏。
4. 口腔潰瘍（上顎、表淺、不痛）。
5. 關節炎（非侵蝕性）。
6. 漿膜炎（肋膜或心包膜炎）。
7. 腎臟病變：蛋白尿每天大於〇・五克，或尿液檢查出現細胞性圓柱體。
8. 神經病變：抽搐或精神病。

9. 血液變化：溶血性貧血、白血球過低（小於4000/mm³）、淋巴球過低症（小於1500/mm³，至少二次）、血小板過低症（小於100,000/mm³，且排除藥物引起）。

10. 免疫學變化：抗雙縷DNA抗體陽性、抗SM抗體陽性、抗磷酯質抗體陽性（抗心脂抗體陽性、狼瘡抗凝血因子陽性、或梅毒血清假陽性反應）。

11. 抗細胞核抗體陽性。

二〇一二年一新的診斷標準至少要具備四要件（至少一臨床及一實驗室檢驗或切片證實之狼瘡腎炎合併抗細胞核抗體陽性或抗雙縷DNA抗體陽性）。

- **臨床標準：**

1. 急性皮膚狼瘡。
2. 慢性皮膚狼瘡。

3. 口腔或鼻咽潰瘍。

4. 非結痂性禿髮。

5. 關節炎（二個以上）。

6. 漿膜炎。

7. 腎臟病變。

8. 神經病變。

9. 溶血性貧血。

10. 白血球過低或淋巴球過低症。

11. 血小板過低症。

● **免疫實驗室標準：**

1. 抗細胞核抗體陽性。

2. 抗雙縷 DNA 抗體陽性。

3. 抗SM抗體陽性。

4. 抗磷酯質抗體陽性（抗心脂抗體陽性、抗beta-2-醣蛋白抗體陽性）。

5. 補體下降。

6. 直接庫柏氏檢驗陽性（溶血性貧血）。

二〇一九年歐洲抗風濕聯盟／美國風濕學院的最新分類診斷標準，開始以「分數」量化：

抗核抗體（ANA）：ANA在HEp-2細胞上或等效免疫分析上為陽性（效價≧1：80）

發燒（2）：溫度＞38.3°C。

皮膚：非疤痕性脫髮（2）、口腔潰瘍（2）、亞急性皮膚或盤狀狼瘡（4）、急性皮膚狼瘡（6）。

關節炎（6）：侵犯兩個關節以上或至少三十分鐘的晨間僵硬。

神經精神科：譫妄（2）、精神病（3）、癲癇發作（5）。

漿膜炎：肋膜或心包膜積水（5）、急性心包膜炎（6）。

血液學：白細胞減少症（3）、血小板減少症（4）、自身免疫溶血（4）。

腎臟：尿蛋白二十四小時大於〇・五公克（4）、第二型或第五型狼瘡性腎炎（8）、第三型或第四型狼瘡性腎炎（10）。

抗磷脂抗體：抗心磷脂抗體或抗b2-GP1抗體或狼瘡抗凝抗體（2）。

補體：低C3或低C4（3）、低C3且低C4（4）。

特異性抗體：抗dsDNA抗體或抗Sm抗體（6）。

總分：如果符合進入標準且累計分數為10以上，則可診斷為全身性紅斑狼瘡。

體重對狼瘡腎炎病人血中奎寧濃度的影響

二〇二一年一月八日發表在《*Lupus*》（《狼瘡》）雜誌的文章，檢視美國眼科學院（American Academy of Ophthalmology）在二〇一六年所提出的建議，即每日服用奎寧的最上限劑量為五毫克／每公斤實際體重，以減少對眼睛的副作用（視網膜病變）。

研究人員做橫斷面的分析，來檢視二〇一六年此種以病人實際體重為基礎來計算奎寧劑量的方式，對於肥胖的（BMI≧30）狼瘡腎炎病人，是否可獲得足夠安全的血液奎寧濃度。

一〇八位狼瘡腎炎病人加入此一研究，被定義為肥胖的狼瘡腎炎病人佔35/108（三二％）。根據二〇一六年美國眼科學院的奎寧建議劑量，五毫克奎寧／每公斤實際體重，服用奎寧至少三個月。

因為沒有每日最高劑量的限制，如兩顆或四〇〇毫克，而是完全根據實際體重計算，結果在肥胖病人身上（如一〇〇公斤體重即服用五〇〇毫克），較非肥胖病人會產生非常高的奎寧血液濃度（1562 ± 548.6 vs. 1208 ± 448.9 ng/mL, p = 0.002），當然也潛在的增加了眼睛毒性的危險。

故基於此研究結果，專家們建議使用二〇一六年眼科學院建議的奎寧劑量，仍應以理想體重為基礎，而非實際體重。

這個研究也顯示，許多以實際體重估算藥物劑量的方式，或都應重新考量，畢竟多餘的體重以脂肪為主，藥物吸收較少，故血液中藥物濃度相對升高，副作用也就相對提升。當然更重要的是，若每人都能維持理想體重，也就少去許多麻煩和危險了。

狼瘡性腎炎

就全身性紅斑性狼瘡而言，狼瘡性腎炎仍然是可能造成病人死亡的主要原因之一。紅斑性狼瘡病人併發末期腎臟病（end-stage renal disease）者，其死亡率比狼瘡病人但有正常腎功能者高出六十倍（《*Arthritis Rheum*》2013）。

雖然美國風濕學院二〇一二年發表的狼瘡性腎炎的篩檢、治療、和照護指引，有似乎非常清楚的定律（《*Arthritis Care Res*》2012），但真實世界裡，複雜的生物學和其臨床表現的差異性，使問題非單一指引所能涵蓋。

美國奧克拉荷馬州醫學研究基金會的關節炎和臨床免疫研計畫主持人Joan Merrill主任醫師，在二〇二〇年美國風濕學院的臨床討論會中特別指出，狼瘡性腎炎病人的一些基本特徵可推測其預後較差，如非歐洲裔（黑、黃種人）、年輕、血清肌酸酐值（creatinine）上升、腎臟病理切片的慢性變化指數（chronicity index）高、屬第四期腎炎、和抗Ro抗體陽性等。她也特別提醒注意腎臟病理切片中是否有腎小管間質（tubulointerstitial）侵犯，因其可能是走向腎臟衰竭的重要指標（《*Arthritis Care Res*》2011）。

二〇一二年美國風濕學院的照護指引指出，對於非洲裔和西班牙裔美國人罹患第三和第四期狼瘡性腎炎的先期治療，山喜多（mycophenolate mofetil）較癌德星（cyclophosphamide）尤佳。

中國在二〇一五年於《*Ann Intern Med*》發表一個隨機多標的狼瘡性腎炎先期治療報告，tacrolimus加上山喜多要優於單獨使用癌德星。顯示鈣調磷酸酶抑制劑（calcineurin inhibitors），如環孢靈（cyclosporine）、tacrolimus（FK-506）對亞裔狼瘡性腎炎有改善效果。voclosporin則在第三期臨床試驗中與山喜多和低劑量類固醇合用，也顯示較傳統治療有效。

● 藥物新標的：

由分子層次看，二〇〇三年以來的研究就發現，在紅斑性狼瘡病人的血液和組織中，都有明顯的干擾素（interferon）調節基因的顯示。到底此基因出現代表的意義為何？是哪些細胞產生干擾素？在不同的疾病表現或活躍性下有何改變？治療是否應鎖定干擾素系統？這些都是未來研究的方向《*Lupus Sci Med*》2019）。

● 聯合治療：

首先並非所有聯合治療都優於單一藥物治療，有時甚至會造成多餘負擔或更差的效應。因此必須先了解哪些藥物合併使用會有加乘效應。二〇一八年中國的研究人員報告，一個為期二十四週，臨床試驗的一九一位狼瘡性腎炎病人中，隨機接受靜脈注射癌德星或靜脈癌德星合併口服免疫抑制劑（山喜多、移護寧、或雅努麻），和奎寧。結果顯示，其完全緩解和整體反應的比率在合併使用群上都優於單獨使用癌德星群，且在藥物相關的嚴重副作用方面，兩組並無差異

（《*Clinical Rheumatol*》2019）。

此外，在統計上雖無顯著差異，卻顯示似乎較具療效優勢的藥物包括Rituximab、Obinutuzumab（均為抗CD20抗體，CD20為B細胞表面抗原，《*Arthritis Rheum*》2012, 2019）。隨著生物技術與醫學創新，許多新藥試驗陸續問世，其未來成果一定會協助病人活得更久更健康。

狼瘡性腎炎的新治療選擇

狼瘡性腎炎是造成全身性紅斑性狼瘡病人死亡的最主要原因之一。病人如果兼具全身性紅斑性狼瘡和末期腎臟病，其死亡比率是全身性紅斑性狼瘡且腎功能正常者的六十倍（Arthritis Rheum 2013），由此可見一斑。

狼瘡性腎炎可造成不可逆的腎臟傷害、腎衰竭、心臟血管病變，以及死亡

（《*Nat Rev Dis Primers*》2020）。治療的目標則在減輕症狀、延緩惡化、避免洗腎、或腎臟移植。

值得注意的好消息是，風濕科醫師又獲得了兩個治療活躍性狼瘡性腎炎的新選擇。

一、奔麗生（Belimumab）：

二〇二一年三月奔麗生（Belimumab）被美國食品藥物管理局核准，可用以治療全身性紅斑性狼瘡；二〇二〇年十二月美國食品藥物管理局再通過可以靜脈或皮下注射的Belimumab（10mg/kg）以治療正在使用標準療法（睦體康或癌德星＋移護寧）的成年人狼瘡性腎炎。因為臨床研究顯示，合用後可明顯改善腎臟病變（四九%降低）。

二、Voclosporin：

Voclosporin（LUPKYNIS）是屬於鈣調磷酸酶抑制劑（calcineurin inhibitor;

CNI），是口服藥物，可抑制輔助型T淋巴球（Th）的分化及減少第二介白質IL-2的分泌，如環孢靈（Cyclosporine）。

二〇二一年一月美國食品藥物管理局再度通過可以Voclosporin治療正在使用標準療法（睦體康或癌德星＋移護寧）的成年人活動型狼瘡性腎炎。

臨床試驗中，Voclosporin（Orelvo 23.7 mg，每日兩次或39.5mg×2／天）用於治療活動型狼瘡性腎炎相較於睦體康（2gm/天）和低劑量類固醇，可明顯改善腎臟病變。包括尿液中蛋白質與肌酸酐比例（Prot/Cr）減少一半，以及進步速度增快一倍。當然也有一些副作用如腹瀉、頭痛、血壓升高等需要注意。

這是值得興奮的訊息，畢竟狼瘡性腎炎一直是風濕科臨床上棘手的問題，有新的治療利器總是佳音，讓醫病都充滿希望。

狼瘡與感染

二〇二〇年十月發表在《*Seminars in Arthritis and Rheumatism*》的一篇文章，系統性的回顧並分析了狼瘡病人受到感染的臨床特徵和危險因子。

感染是除腎炎外，造成全身性紅斑性狼瘡病人病情嚴重和死亡的另一主要原因。此篇文章搜尋包括PubMed、Embase，和Cochrane databases等科學網站到二〇一九年九月前所有相關的研究，再用random/fixed-effects模式分析。比較已感染與未感染狼瘡病人的流行病學、檢驗數據、臨床表徵、和治療相關性。

結果顯示，依據所設的加入條件，一共包含三十九個研究，其中有三七〇九位發生感染的狼瘡病人，及一〇五二六位未受感染的狼瘡病人。

與未受感染的狼瘡病人比較，發現已發生感染的狼瘡病人在以下特徵上有較高的發生率：

1. 淋巴球數低（lymphopenia）。
2. 血小板數低（thrombocytopenia）。
3. 貧血。
4. 低蛋白質血症。
5. 補體C3低。
6. 糖尿病。
7. 肌酸酐上升。
8. 有腎臟侵犯。
9. 有漿膜炎（肋膜炎、心包膜炎）。
10. 使用類固醇或其他免疫抑制劑。

經調整所謂的假性發現率（false discovery rate）之後，排除了淋巴球數低與漿膜炎。

另一方面，已發生感染的狼瘡病人使用類固醇的平均劑量較高，且使用奎寧（抗瘧藥）的比率較低（奎寧似對感染有保護作用）。

同時，與未受感染的狼瘡病人相較，發現受感染的狼瘡病人會在以下項目有較高的數值：

1. 二十四小時尿蛋白多。
2. 發炎指數CRP高。
3. 狼瘡破壞指標（SLE Collaborating Clinics damage index, SDI）高且白蛋白數值較低。

這樣的分析結論有助於醫病雙方提高警覺，將相關因素列入考慮，從而積極預防，或早期發現感染的可能性，並因而改善病人的預後，減少病情的嚴重度、複雜性和死亡率。

補體下降在狼瘡病人的意義

臨床上，我們常請狼瘡病人將驗血報告的數據抄錄在隨身小冊子上，尤其是補體（complement）C3和C4，並了解其含義。

我常說，自體免疫疾病，尤其是全身性紅斑性狼瘡像一把火，補體像柴，火燒得愈旺，柴剩愈少；相對的，若柴剩得愈少，代表火燒愈旺，亦即補體愈低，代表狼瘡病情愈活躍。

剛發表在二〇二〇年十月《*Seminars in Arthritis and Rheumatism*》的文章，就在探討全身性紅斑性狼瘡病人補體下降，在臨床上的意義。

對於全身性紅斑性狼瘡病人，補體的下降，是一個血液檢查的重要訊息。二〇一九年美國風濕學院及歐洲抗風濕聯盟所發表的狼瘡分類診斷標準，也特別把補體下降做為一項，在超過十分即可診斷的條件中，C3或C4的任一下降即佔三分，兩者皆下降即佔四分，顯見其重要性。

此一研究包括每三個月檢測病人各種器官的侵犯、傷害、補體和抗磷脂抗體數值，採用單一變數和多變數的方法作比較。

二三九九位狼瘡病人加入評估，五五%有C3低下，四七%有C4低下的紀錄；八十三位（四%）有持續性的C3下降，六十五位（三・二%）有持續性的C4下降。血液學和腎臟異常與C3低下有關；若帶有抗心脂抗體（anticardiolipin antibodies），且有補體下降（C3和C4皆下降），則與中風和深部靜脈栓塞有關。

結論是除了補體下降可能代表病情活躍外，此一研究進一步告訴我們：

1. C4低下在臨床和血液學的意義較弱。
2. C3低下可能和腎臟侵犯及腎炎預後較差有關。
3. C3、C4皆下降，同時有狼瘡抗凝（lupus anticoagulant）、抗心脂抗體，可能與中風和深部靜脈栓塞相關。

此一研究結果值得大家參考。

修格連症候群

修格連氏症候群與嗅覺

修格連氏症候群（Sjogren's syndrome）的特徵是免疫淋巴球在唾液腺、淚腺，以及包括胃、鼻腔、陰道等許多器官黏膜下外分泌腺的浸潤。已知嗅覺障礙會發生在許多自體免疫疾病，如全身性紅斑性狼瘡和類風濕性關節炎，當然也包括修格連氏症候群。

發表在二〇二一年九月《*Arthritis Research & Therapy*》上的研究，包括五十二位診斷為原發性修格連氏症候群的病人（四十九位女性、平均年齡四十五歲、平均疾病歷程為四・五年，抗核抗體陽性率為八三％、抗SSA抗體陽性率為七八・八％、抗SSB抗體陽性率為二八・八％，七六・九％使用類固醇、六七・

五％使用必賴克廔、二三％使用新體睦治療）；另有五十二位年齡、性別相合的正常人作為對照。

嗅覺功能的評估包括主觀和客觀兩部分，主觀評估採用10分量表，0代表完全喪失嗅覺，10代表完全正常。客觀評估則以電腦評估嗅覺閾值（odor threshold，1～3分為嗅覺喪失、4～7分為嗅覺減退、8～10分為正常）、嗅覺辨識（odor identification）、嗅覺記憶（odor memory）等三項。

結果顯示，修格連氏症候群的病人與健康人比較，在嗅覺喪失（anosmia）方面為13.5％：0％、嗅覺減退（hyposmia）方面為19.2％：11.5％。修格連氏症候群的病人會呈現明顯的嗅覺功能障礙。且嗅覺的損害程度與疾病的活躍性和症狀，包括乾燥的嚴重度、倦怠感、以及關節疼痛有相關性。

此外嗅覺功能也與補體下降、抗核抗體陽性率、和抗SSA抗體陽性率相關。唯嗅覺功能喪失與採用何種治療間並無關聯。

又知原發性修格連症候群的病人，其發炎性細胞激素包括第一介白質、第六介白質、腫瘤壞死因子、和干擾素會上升，這些發炎性細胞激素會干擾嗅覺神經再生作用，甚至影響中樞神經嗅覺的功能，當然目前真正機轉仍不十分清楚，但咸信免疫發炎應該是重要原因。最重要的是醫病皆應認知此一併發症，嗅覺障礙，並做為臨床治療、追蹤、改善的目標之一。

如何維護眼睛的健康

修格連氏症候群（Sjogren's syndrome）的病人，需要結合不同醫療專業的照顧，除風濕免疫科外，至少尚需包括口腔（牙）科、和眼科。

- **眼睛健康：**

眼睛乾澀是修格連氏症候群常見且重要的症狀，雖然許多眼科醫師都常診療乾眼症，但正如美國約翰・霍普金斯大學眼科醫院的Esen K. Akpek教授所說，他們未必知道乾眼症和修格連氏症候群之間的連結。

隨著年齡的增長，罹患乾眼症的可能性會越高，在三十～四十歲的族群中大約有五％的成人受影響，而六十五歲以上的年長者，罹患乾眼症比例可高達一〇～一五％，且多好發於女性（女/男：9/1）。

二〇一六年修格連氏症候群基金會的調查研究顯示，九八％經診斷為修格連氏症候群的病人會抱怨眼乾，但只有五％會由眼科轉診至風濕免疫科醫師評估治療。原因之一可能是眼科醫師並不視此為重要的病症。

根據Akpek醫師發表在二〇〇九年《*Cornea*》雜誌上的文章顯示，在罹有乾眼症的病人中，二五・九％有潛在的其他自體免疫疾病，包括修格連氏症候群、全身性紅斑性狼瘡、或類風濕性關節炎。另一篇二〇一二年發表在《*Br J Ophthalmology*》的文章顯示，乾眼的病人中，一一・六％有潛在的修格連氏症候群。事實上，修格連氏症候群中的乾眼症狀，經常影響生活品質，和每日的作息，包括閱讀的速度。

淚水的分泌來自主要淚腺及Krause及Wolfring等附屬淚線。淚液的分泌對維護角膜結膜表面的濕潤極為重要，所以乾眼症又稱乾性角膜結膜炎。

角膜前有淚膜（tear film）保護，淚膜其實包括三層，由外而內是：1.脂質層、2.水層、3.黏液層。雖然修格連症候群的乾眼主要是因為缺少中層房水（aqueous humor），但隨著時間和病程，三層淚液層都可能會受到影響。（見圖一）

造成水層缺乏的原因很多。許多藥物（如表一）因抑制副交感神經而使淚水分泌減少。當發生乾眼時，

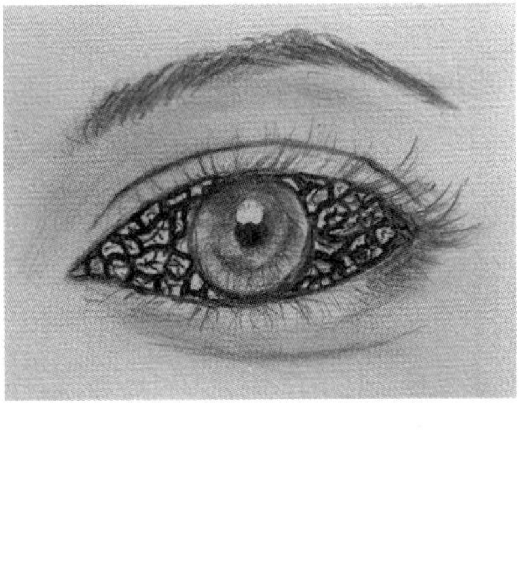

圖一眼

表一　會減少眼淚產生的常用藥物

1	抗高血壓：beta-阻斷劑（propranolol）、利尿劑
2	抗組織胺
3	抗鬱劑：如三環抗鬱劑（imipramine）
4	抗胃痙攣：如metoclopramide
5	抗肌肉痙攣：如metoclopramide
6	安眠藥：如diazepam
7	鼻塞藥：如ephedrine
8	雌激素、口服避孕藥
9	心律不整：mexiletine
10	酒精

要先過濾服用的藥物。此外，許多全身性疾病也可以合併乾眼的症狀。

乾眼症的臨床症狀包括：異物感、灼熱感、乾澀、暫時性視力模糊、疼痛等。早期的徵候則反而可能會增加分泌物和黏液絲的產生。

乾眼症診斷方法包括：

1. **淚膜裂散時間**（tear break-up time, BUT）

檢查方法及步驟：

(A)點上螢光劑。

(B)病人眨眼後停止。

(C)利用鈷藍（cobalt blue）濾鏡觀察並記錄最後一次眨眼至螢光劑消失的時間，但正常值應大於十秒。

2. **Schirmer's檢查，可分別測基礎或反射性淚水檢查方法：**

(A)局部點麻醉劑。

(B)濾紙置下眼瞼處。

(C)病人雙眼張開，正常眨眼。

(D)五分鐘後取出濾紙，並測量淚水潤濕濾紙的長度。潤濕濾紙的長度正常值大於5mm/5min。

確定為乾眼症後，治療的目標主要是改善不適感並預防角膜受傷。治療基本方法有三：

1. **保留現存淚液：**方法如降低室溫、使用室內濕潤器、或做眼瞼外側縫合等，均可避免淚水的揮發而保存。
2. **局部治療：**包括補充人工淚液或使用眼藥膏以改善乾燥。若有絲狀角膜炎者，也可點黏液溶解劑，如五%的Acetylcysteine。

3. **防止淚水排出：**可考慮先將淚點作暫時性阻塞，若無不適感且無淚溢的現象，則可選擇用電燒將淚點永久阻塞。

傳統上，醫師認為乾眼可能和修格連氏症候群有關，但其他的原因如虹彩炎，前或後葡萄膜炎，和周邊角膜新血管生成等也應列入考量。

治療上，眼科和風濕科醫師都可能建議人工淚液，基本上應該要用沒有添加防腐劑的。如果病人每天需要點八次以上，應該要考慮其他的治療選擇，以避免反而抑制了自然淚水的生成。之後，眼科醫師可能會開給局部的免疫調節劑諸如Xiidra（lifitegrast滴眼液，是一種淋巴球功能相關抗原，lymphocyte function-associated antigen 1, LFA-1的抑制劑，能抑制LFA-1與細胞表現黏著分子結合，進而抑制T淋巴球的活化，降低乾眼症患者的免疫發炎反應，二〇一六年獲得美國食品藥物管理局批准治療乾眼症）和新體睦（cyclosporine A），也可能建議淚管栓塞、局部類固醇，和促進分泌的藥物secretagogues。也可使用鞏膜鏡（sclera lenses），是在鞏膜上的硬性高透氧隱形眼鏡，和自己的血清液等方式改善。

如何維護口腔的健康

修格連氏症候群需要不同醫療專業的照顧，除風濕免疫科外，至少尚包括牙科和眼科。這裡談口乾的處理。

● **口腔健康：**

口乾是修格連氏症候群常見且重要的症狀，主要是因唾液腺的免疫發炎反應造成腺體狹窄，減少了唾液的分泌。但事實上，還有其他口腔相關的問題必須處理。

美國波士頓塔虎茲大學牙醫學院教授Athena S. Papas由修格連基金會三〇〇〇位罹患修格連氏症候群病人的調查中發現，其中：

1. 九二％有口乾症狀。（見圖二）
2. 六六％有口腔潰瘍。（見圖三）
3. 六一％有說話困擾。（見圖四）
4. 五九％有蛀牙甚至脫落，舌苔鮮紅。（見圖五）
5. 四五％有胃食道逆流。（見圖六）
6. 亦即除口乾超過九成，其餘症狀都有六成左右。Papas教授認為主要原因在於唾液減少，且診斷確定都拖得較晚之故。

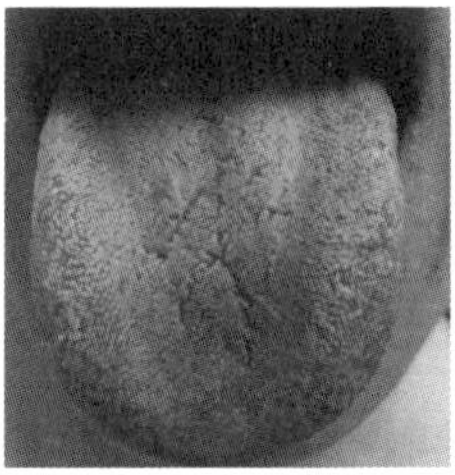
圖二 口乾症狀

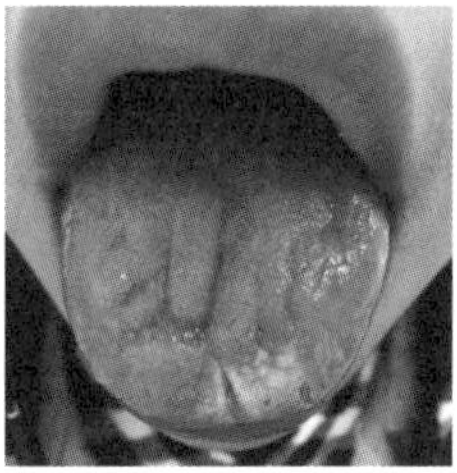
圖三 口腔潰瘍

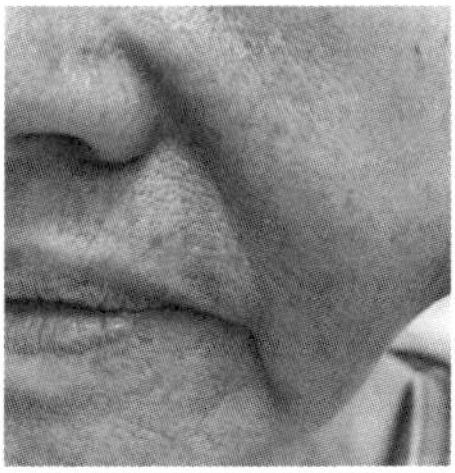
圖四 嘴

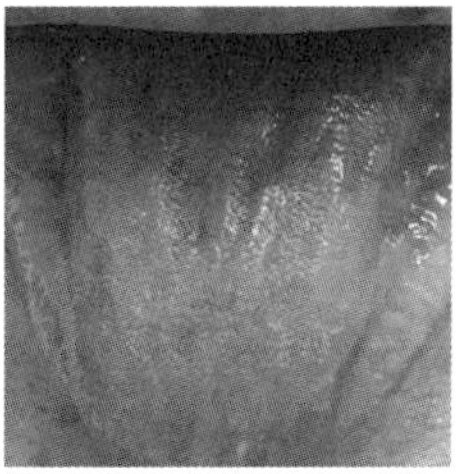
圖五 舌苔鮮紅

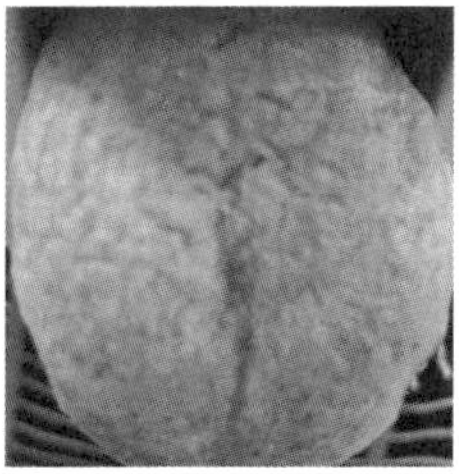
圖六 舌苔厚黃

●牙醫師的治療建議包括：

1. 每三個月為牙齒塗氟（fluoride varnish）。
2. 每天使用含一・一%氟化鈉的牙膏刷牙。
3. 增強含礦物質的漱口水：
NeutraSal：含有磷酸鈉、甘油磷酸鈣、氯化鈉、碳酸鈉，為擬唾液。使用時將一包溶於30c.c.水中，含約一半漱口一分鐘後吐掉，再重複二次。唯需停十五分鐘後再進食。另一為Caphosol口福舒，口腔黏膜潤濕液。
4. 增加唾液分泌的藥物：
舒樂津Salagen（Pilocarpine）。
愛我津Evoxac（Cevimeline）。
由小劑量開始，如一週一顆，對包括陰道乾燥等亦有助益。
5. 含Xylitol木糖醇的口香糖。

6. Omega-3脂肪酸。

7. 若有說話或吞嚥困難，則可試使用維他命E、礦物油、或橄欖油協助。每天，試著在鏡子前看看自己的舌頭，該不會像照片中的樣子吧！

原發性修格連症候群病人的預後

原發性修格連症候群是一種全身性自體免疫疾病，其盛行率依各國報告不同，約介於〇．〇三～五％間。一般而言，原發性修格連症候群會表現出眼乾、口乾等症狀，並有器官的侵犯，通常還會有倦怠、以及情緒低落等現象，從而影響生活品質。

但臨床上一直有爭論的問題是：罹患原發性修格連症候群的病人，其死亡率是否較高？

發表在二〇二一年四月《*Rheumatology*》上的文章，研究羅患原發性修格連症候群病人的死亡相關問題，並與一般民眾作比較。

經過搜尋PubMed、EMBASE、和Cochrane Library所發表的相關的研究，由二七九六篇文章中挑出十四個合於條件的研究，共計一四五八四位病人，並以STATA軟體分析。

結果的數據顯示，其中羅患原發性修格連症候群的病人有九〇二位死亡，是一般民眾的一・四六倍，即增加約五〇%的死亡率。

死亡的風險因素較高者包括：年齡較長的病人、男性、合併血管炎、合併間質性肺炎、補體（C3/C4）下降、陽性的抗SSB抗體、以及合併冷凝球蛋白血症。因此臨床上遇有這類病人，即值得特別注意，也應即早提醒和處理。

此外，死亡的原因分析裡，在九個研究報告中的三九五個死亡病例裡，心血管或腦血管病變佔一二六位；惡性腫瘤八十一位，特別是淋巴癌；感染有三十五位；是最為常見的前三名。這些結果也提醒我們追蹤和留意的方向，值得參考。

腳長差異在髖與膝關節退化性關節炎的重要性

首先我們要認知，人類並非完美的左右對稱，舉例而言，幾乎所有人的雙耳高度皆有不同，兩腳板的大小也不一樣，兩眼大小也未必相同。同理，兩腳的長度當然通常也會有所差別。

對於到底兩腳長度差異要多少才會在臨床上有意義，其見解雖有不同，但許多研究已經指出，腳長的差異確可造成單側髖或膝關節的退化性關節炎和疼痛。

發表在二〇二一年一月《*THE RHEUMATOLOGIST*》的文章特別探討其診斷

與治療。

臨床門診常見的狀況，當醫師試圖告知病人其所抱怨的右側膝關節疼痛是因為年齡造成的退化性關節炎引起，病人通常會反問醫師，為何我同樣年齡的左膝關節並不會疼痛，為何同樣的年齡的關節只有一邊疼痛？其實真正的解答常就在於兩腳的長度不同。

但兩腳長度差異為多少才具有臨床意義呢？有些人認為五毫米的差異即有意義，但其他研究也認為必須要超過二公分以上。也因為認知的不同，因此發表過的盛行率就由四～九五％。另一個研究指出，人口中差五毫米以上約佔五九％，但通常差異少於二公分。

腳長差異的原因約可分為兩類，一為結構性的因素，主要因為生長異常、外傷、或手術造成。另一為功能性的差異，可能是因為肌肉萎縮、僵硬、減少彈性、或關節功能異常或變形造成。

當病人看診的主訴為單側髖或膝關節疼痛，醫師就必須檢查兩腳長度。診斷時第一步先要確認兩腳長的差異是功能性或結構性，第二步才測量兩腳的實際差異。

測量方法包括理學檢查和X光檢查，理學檢查有分直接與間接兩種，直接測量法是由兩側髖骨定點標記後，用尺量到兩側腳踝；間接法可用目測，讓病人躺在檢查台上，骨盆放平，兩腳併攏後，即可看出腳長是否有異。當然必須排除關節腫脹或疼痛造成雙腿無法伸直而影響到結果。X光檢查則是最準確的。

治療方法主要使用物理治療減輕疼痛，包括加強肌肉力量、使用助行器、矯正步行姿勢、或墊加鞋墊。如果差距為五～十毫米，通常會在短處墊入鞋墊，但矯正幅度通常不要超過差異的一半，譬如八毫米的差距，則僅墊高四毫米，以避免過度矯正造成下背痛或不適。若實在無法克服，才用手術解決。研究報告指出，經過充分的認知和處理，多能有效減輕病人疼痛，並減少藥物治療的依賴和副作用。

維他命D與膝關節退化性關節炎的足部疼痛

發表於二〇二一年六月《*Arthritis Care & Research*》的研究，主要在於了解是否補充維他命D或維持足夠的維他命D濃度，可以減輕膝關節退化性關節炎所造成的足部疼痛。

這是個重要議題，因為退化性關節是一種全球普遍的慢性疾病，特徵是關節的疼痛跟變形。對超過六十歲的人而言，退化性關節炎的全球盛行率在男性約為十%，在女性約為二〇%。對於西方國家整體經濟的財務負擔，估計約介於一．〇～二．五%，影響確實不低。

足部疼痛是非常常見的肌肉骨骼疼痛，常定義為發生在腳或腳踝的疼痛。在社區中約影響五分之一的老年病人，且嚴重影響生活品質。

足部疼痛常伴隨著膝蓋疼痛，且足部疼痛會損及身體活動、降低生活品質、並使病人情緒低落。

發表在二〇〇五年《*Arthritis Rheum*》的文章，針對八九九〇位老年人所做的研究顯示，膝蓋疼痛常會造成全身的關節到處疼痛，尤其是足部疼痛，故不可掉以輕心。因此足部疼痛的處理，對膝蓋退化性關節具重要意義。

所謂維他命D缺乏，通常被定義為血清中的25-hydroxyvitamin D濃度<50moles/liter；而維他命D不足則被定義為濃度在五十～七十五之間。過去研究顯示，維他命D缺乏和慢性肌肉骨骼疼痛、情緒低落有關。

此一研究採用隨機、雙盲、對照的臨床試驗。受試者為有症狀的膝關節退化性關節炎病人，且血清中維他命D濃度介於十二・五～六十之間，後再服用維他命D3或安慰劑二年。採用Manchester foot pain and disability index（MFPDI）足痛與失能指標追蹤分析。

結果顯示，在四一三位加入研究的病人中，平均年齡六三・二歲，一九・七%為男性，其中三四〇位病人完成研究，其平均的MFPDI為22.8 ± 7.3，其中二三・七%在治療前即有失能。兩年後，發現兩組間有明顯差異，在服用維他命D組明顯優於安慰劑組。

結論是維他命D的補充和維持足夠的維他命D濃度，確可改善膝關節退化性關節炎的足部疼痛，此可做為臨床治療參考，至少在止痛劑外多一種選擇。

退化性關節炎照顧指引

退化性關節炎是所有關節炎中最常見的，全世界大概有超過三億人口罹患退化性關節炎，更是老年人失能最重要的原因。退化性關節炎最常影響的肢體關節是膝關節、髖關節、和手關節，也是臨床照顧的重點。你我都將慶幸得到退化性關節炎，畢竟那總是長壽的象徵。

退化性關節炎的病理特徵是會影響整個關節，包括軟骨破損、硬骨軟化、骨刺生成、和滑膜發炎，進而造成疼痛、僵硬、腫脹，以及失去正常功能。

由於退化性關節炎在人的一生中，可能影響數十年之久，發表在二〇二〇年二月《*Arthritis & Rheumatology*》文章，即由美國風濕學院和美國關節炎基金會合作了一項以實證為基礎的退化性關節炎照顧指引，提供臨床參考。

研究工作包括五個小組：1.核心領導團隊負責督導、協調並確認臨床相關的研究群體作為實證研究的基礎；2.文獻回顧團隊基此篩選文獻，收集實證資料；3.專家群加入審議並發展出提問的問題；4.為病人代表；5.各類專業的投票代表小組，包括風濕科專科醫師、內科醫師、復健和職能治療師，以及病人。結論針對不同部位的退化性關節炎，有不同建議：

A. 物理治療：

（一）手關節、膝關節、髖關節的退化性關節炎

● 強力推薦：

1. 運動：尤其是膝、髖關節的退化性關節炎。臨床上經常被問到的問題，就是選擇哪種運動最好？要做多久？強度多大？頻率多少？目前若依科學證據，還無法提供非常針對性的運動處方。運動的選擇還須取決於病人本身的喜好、可行性、方便性、與可近性，否則就很難真正遵行。退化性關節炎的有氧運動方面，走路是最常被評估的運動，無論是真正快走、藉跑步機、室內的健身器材、或固定腳踏車都是可行之道。強化訓練則包括運用等速重量器械、阻力運動訓練等，目的就只是要增強肌力與增加關節運動範圍。

關節疼痛可能會限制病人參與運動的意願，因此，醫師的鼓勵及對疼痛的控制即相當重要。水中運動當然很好，只是有可近性的問題。

雖然科學上目前並無哪一種運動對病人最為適合，但所有病人卻都應有其特殊選擇，並視為治療的一部分，尤其重要的是能持之以恆，而非只是泛泛的有動就動的概念。

事實上，運動如果能在有物理治療師或在課堂上有人督導的狀況下最佳，絕對會比個人在家中獨自一人更為有效。尤其是若能合併自我效能和自我管理的方式或減重的目標設計，效果更佳。

2. **促進自我效能**（self-efficacy，**或稱為個人效能**〔personal efficacy〕）**：**

即以衛教課程、群體互動、線上學習等方式，促進對疾病的認知、藥物作用與副作用的了解、解決問題、正向思考、自我保護，強化達成目標的能力與信念，以及自我管理提升。

- **有條件推薦：**

1. **冷熱敷：**因方式眾多，且療效甚短，科學證據不足，故僅列為有條件推薦。
2. **認知行為治療：**許多研究已證實其對慢性疼痛的效益（《*Eur J Pain*》2018; 22: 242），可能經由情緒、睡眠、壓力的調整而改善，包括疼痛、生活品質、負面思維、倦怠、甚至功能。
3. **針灸：**發表的報告似乎對輕度麻醉有效，但因有安慰劑做對照組，難以執行，且很難有確切答案，科學證據不足，故只能列為有條件推薦。

（二）膝關節、髖關節的退化性關節炎

- **強力推薦：**

1. **減重：**減少百分之五以上的體重（如八十公斤減四公斤），即可明顯改變臨

床結果。若持續減少五～一〇%、一〇～二〇%、大於二〇%體重，效果仍可持續增加。

2. **太極拳**：慢動作與腹式呼吸，可有效強化身心、預防跌倒。
3. **拐杖**：有助於關節的穩定與行動。
4. **經皮膚電刺激**（transcutaneous electrical stimulation）。

- **有條件推薦：**

1. **平衡訓練**：目的在於促進對身體位置的控制及穩定，以避免跌倒。
2. **足墊**（insoles）**或特製矯正鞋**。
3. **按摩推拿治療**（massage therapy）：對肌肉、軟組織強化或許有益。
4. **人工物理治療**（manual therapy）：包括人工牽引、人工帶動關節轉動。

（三）手關節、膝關節的退化性關節炎

● **有條件推薦：**

肌貼（Kinesio taping）：在運動比賽中，常可看到運動員身上貼著一條條彩色的貼布（有藍色、粉紅色、膚色、黑色），那就是肌能系貼布（Kinesio taping）。肌能系貼布的功能（又簡稱肌貼）是由日本整脊醫生Kenzo Kase, D.C.在一九八二年發明的，它被廣泛地運用在運動及醫療領域，主要有四大功能，包括：減輕疼痛、放鬆肌肉；促進循環、減輕水腫；支持軟組織；強化並訓練肌肉功能。唯研究證據不足，故只能有條件推薦。

（四）手關節的退化性關節炎

● **強力推薦：**

第一腕掌關節（carpometacarpal joint）矯正器。

● **有條件推薦：**

1. **其他手關節矯正器**。

2. **石蠟療（paraffin）**：也算熱療一種。

3. **離子導入法（Iontophoresis）**：是利用連續性直流電流，將離子或帶電的化學藥物驅送至體內的治療方法。

（五）膝關節的退化性關節炎

● **有條件推薦**：

1. **穿戴彈性護膝**：有助關節穩定與行動。

2. **瑜伽（Yoga）**：與太極拳效果類似，唯科學證據不如太極拳，故僅能有條件推薦。

3. **射頻灼燒術（Radiofrequency ablation, RFA）**：利用無線電波產生的電流，加熱神經組織而減輕疼痛訊號。對某些慢性疼痛，約有七〇％病人會感覺有效，可持續一段時間，且通常是安全的。

4. **脈衝震動**（Pulsed vibration）

B. **藥物治療**（《*Arthritis & Rheumatology*》2020）：

（六）手關節、膝關節、髖關節的退化性關節炎

- **強力推薦：**

口服非類固醇抗發炎藥物（NSAIDs）

不論關節炎的位置，NSAIDs皆為藥物治療的主流。許多研究皆已證實其短期效果超過其他口服藥，唯要注意必須根據病人狀況及其他併發症，慎選使用時機與藥物種類。

- **有條件推薦：**

1. **乙醯胺酚**（Acetaminophen、如：**普拿疼**）：單用效果差，幾乎等同安慰劑。除非口服非類固醇抗發炎藥物有禁忌症，才考慮短期使用。長期使用或每日劑量超過三克（六顆），則要追蹤肝功能。

2. Tramadol（**曲馬多**），是一種鴉片類止痛藥，可緩解普通到嚴重的疼痛。非口服非類固醇抗發炎藥物有禁忌時，可考慮使用以減輕疼痛症狀。

3. Duloxetine（Cymbalta〔**千憂解**〕）：相較於其他抗鬱藥物，只有Duloxetine有足夠證據，無論單用或合併口服非類固醇抗發炎藥物，可減輕慢性退化性關節炎疼痛，當然還是要考慮病人的耐受性與副作用。

● **有條件不推薦**：

1. Colchicine（**秋水仙素**）：兩個小型研究有效，但研究品質低。
2. **魚油**：證據不足。
3. **維他命D**：證據不足。

● **強烈不推薦：**

1. **腫瘤壞死因子抑制劑**（tumor necrosis factor inhibitors）**和第一介白質接受體拮抗劑**（interleukin-1 receptor antagonist）**等生物製劑**強烈不建議使用。
2. **雙磷酸鹽**（Bisphosphonate），如福善美（Fosamax），是一類常用的骨質疏鬆藥，多數研究認為對止痛與功能無益。
3. **葡萄糖胺**（Glucosamine）：在美國屬消耗量大的補品，且已有藥物等級的產品，唯因發表之有效性研究多為藥廠贊助，較擔心是否會有偏見。較獨立的研究無法證明其優於安慰劑。藥物毒性雖低，但仍有些病人會增加血醣值，需稍留意。
4. **滅殺除癌錠**（Methotrexate）、**奎寧類**（Hydroxychloroquine）：無效。

（七）膝關節、髖關節的退化性關節炎

- **強力推薦：**

1. **關節內注射類固醇**。比其他如玻尿酸注射效果要佳。髖關節注射則建議用超音波導引。

- **有條件不推薦：**

1. **增生療法（Prolotherapy，拉丁文proli-，為生長的意思）**，由美國醫師George S. Hackett發展成較完整的系統。即將增生劑（proliferant）注射到肌腱、韌帶等血流較少的軟組織，以促進修復的一種技術。增生劑的內容物可粗略分成滲透壓衝擊物，如葡萄糖；刺激物，如酚；化學趨化劑如魚肝油酸、細胞製劑；如PRP，等四大類。因僅少數小型研究認為有效，但設計差異大，故不推薦。

- **強烈不推薦：**

1 **軟骨素（Chondroitin sulfate）**，常與葡萄糖胺併錠。

2. **自體血小板（platelet-rich plasma, PRP）注射**，也是一種增生療法，理論上內含大量生長因子，可促進修復。但因內含物個體變異太大，較難做嚴謹研究。

3. **幹細胞（stem cell injection）注射**，也因個體變異太大，較難做嚴謹評估。

（八）手關節、膝關節的退化性關節

- **有條件推薦：**

局部塗抹capsaicin藥膏。Capsaicin是紅辣椒的活性成分，選擇性作用於周邊感覺神經元。

- **有條件不推薦：**

關節內注射玻尿酸。

（九）手關節的退化性關節炎

- **有條件推薦：**
  1. **局部塗抹非類固醇抗發炎（NSAIDs）藥膏：**因常洗手或抹擦掉故效果受限，常建議以膠布繃帶外裹。
  2. **關節內注射類固醇。**
- **有條件不推薦：**
  1. **服用軟骨素**（Chondroitin sulfate）。
  2. **局部塗抹capsaicin藥膏。**注意手勿接觸眼睛。
- **強烈不推薦：**
  增生療法（Prolotherapy），不被推薦。

（十）膝關節的退化性關節炎

- **強力推薦：**

局部塗抹非類固醇抗發炎（NSAIDs）藥膏：比口服安全，較無全身性影響。對髖關節的退化性關節炎則因關節太深層而無效。

- **有條件推薦：**

1. **抹capsaicin藥膏。**capsaicin是紅辣椒的活性成分，選擇性作用於周邊感覺神經元。
2. **關節內注射玻尿酸。**為選擇之一，但大型研究顯示與注射食鹽水效果差異不大（《*Ann Intern Med*》2011）。

第二章

其他風濕病及重要併發症

肌肉肌膜疼痛症候群

肌肉肌膜疼痛症候群（Myofascial pain syndrome）是影響肌肉骨骼系統的一種慢性疼痛。其實，大多數人都多少曾經有過肌肉疼痛的經驗，但通常會在數週後自動緩解，唯對某些人而言，肌肉疼痛卻會持續長時間的造成困擾，甚至影響生活品質和社交活動。

肌肉肌膜疼痛症候群的病人，通常會有一個敏感的痛點，稱為擊發點（trigger point），此處肌肉通常緊繃形成如繩索般帶狀（肌膜），當受到壓迫，更會形成區域性轉移麻痛。

肌肉肌膜疼痛症候群的症狀

1. 肌肉局部區域的深層疼痛。
2. 當影響的肌肉受拉扯牽引時，疼痛會轉趨劇烈。
3. 即使假以時日，肌肉疼痛只會加劇，而不會自行改善。
4. 按壓痛點時，肌肉中會出現硬結節。
5. 肌肉可能無力、僵硬、不靈活、或減少活動範圍。
6. 併有情緒或睡眠障礙。

肌肉肌膜疼痛症候群與纖維肌痛症（Fibromyalgia）的差別

如果一個人同時有骨骼肌的疼痛以及倦怠感，若不是肌肉肌膜疼痛症候群，就是纖維肌痛症。纖維肌痛症主要表現在廣泛性肌肉痛，可跨區域的遍及全身，且常有多處廣泛性壓痛點，唯不會有轉移痛。

而肌肉肌膜疼痛症候群則是區塊肌肉的局部性疼痛，常見於背部或肩頸部。且壓痛點會產生轉移痛。

● **原因與風險因子：**

痛點的發生多由於肌肉過度使用、肌肉受傷、或心理壓力。疼痛擊發點多源於持續且反覆性的活動，譬如工作時不斷抬重物或整天使用電腦手機，且常非單一因素。這些可能的因素包括：

1. 姿勢不良。
2. 在尷尬不舒適的位置久坐。
3. 營養缺乏。
4. 嚴重缺乏運動或活動。

5. 肌肉骨骼系統或椎間盤受傷。
6. 全身倦怠。
7. 睡眠障礙。
8. 荷爾蒙改變（停經）。
9. 肌肉過冷（如在冷氣口前睡覺）。
10. 情緒問題（沮喪或焦慮）。
11. 其他疼痛或發炎狀況。
12. 肥胖。
13. 吸菸。

肌肉肌膜疼痛症候群的診斷

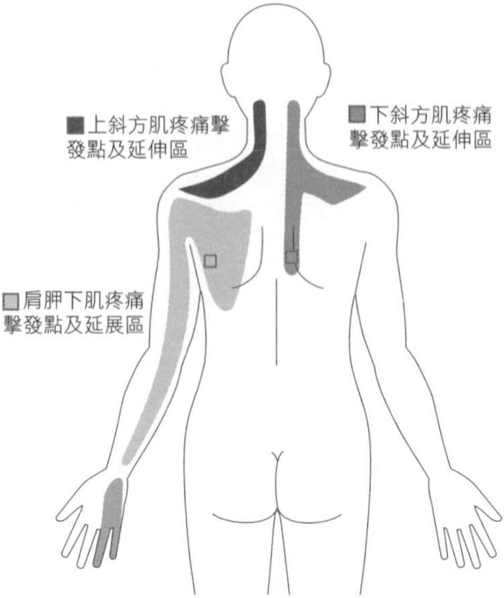

擊發點圖譜

因為沒有特殊的血液生物標記或精準的檢查工具，臨床上有經驗的徒手物理檢查即非常重要。常需在疼痛肌肉中找出擊發點，當按壓到此擊發點時即可感受到肌肉的抽搐跳動，病人也會感覺延伸的麻痛，醫病的相互配合對診斷是非常重要的。

肌肉肌膜疼痛症候群的治療

肌肉肌膜疼痛症候群的治療，常需要多管齊下，包括：

● **藥物：**

1. 非類固醇抗發炎藥物（NSAIDs）。
2. 麻醉藥物：如使用lidocaine或diclofenac貼布。
3. 肌肉鬆弛劑：減少肌肉緊繃。
4. 抗痙攣藥物：Neurontin和Lyrica可減輕疼痛和痙攣。
5. 三環抗鬱劑：針對慢性疼痛。
6. 注射肉毒桿菌：A型肉毒桿菌是強效神經毒素，可舒緩肌肉收縮並減輕疼痛。

● **乾針：**

是快速減弱肌肉肌膜疼痛擊發點的方法之一。找到擊發點後，直接置入乾針，輕輕上下捻動，常可迅速減輕疼痛。

● **擊發點注射：**
可注入生理食鹽水、麻藥（lidocaine）、低濃度葡萄糖或類固醇。

● **超音波治療：**
音波可傳導熱、增強血流、震鬆疤痕組織，使肌肉放鬆。

● **按摩舒壓治療：**
用拇指壓擊發點以減輕肌肉緊繃。

● **噴麻藥後牽引治療：**
可用冷麻藥噴在肌肉疼痛區後再做牽引伸展。

● **其他方法：**
1. 選擇適當的座椅並隨時注意姿勢。
2. 選擇適當床墊並注意睡姿。

3. 學習瑜伽、普拉提（Pilates，一種可以改善肌肉失衡、加強腰部及腹部核心力量，並改善體形以預防慢性勞損的運動。由Joseph Pilates於二十世紀初發展的一種體適能運動）等伸展技巧。
4. 提舉重物時戴護腰。
5. 可自備按摩或震動器材。
6. 保持固定運動習慣。
7. 諮詢心理專家減輕壓力。
8. 肌肉受傷後立刻冰敷。
9. 用濕熱治療肌肉發炎。
10. 洗熱水澡。
11. 用牽引器材。
12. 保持正念正能量和愉快心情。

纖維肌痛症

你曾經因全身疼痛四處求醫而感到困擾無助嗎？也許只是罹患了纖維肌痛症。

根據發表在二〇二〇年十一月《*Nature Reviews Rheumatology*》的回顧性文章，纖維肌痛症在所有肌肉骨骼疾病中的盛行率排名第三，僅次於腰痛和退化性關節炎，可謂相當常見。但事實上，因診斷標準不一，或未有警覺，也沒有檢驗用的生物標記，應還有所低估，臨床上對此常見疾病自當無法忽視。

第一個問題是，怎麼會有這個病呢？也就是探討疾病成因，此可大致歸類如下：

1. 遺傳基因。

2. 個人經驗。

3. 情感和認知因素。

4. 心理——身體的敏感性。

5. 壓力調適能力。

第二個問題是，到底有多少人罹有這個病呢？

流行病學上其盛行率根據一九九〇年美國風濕學院的標準，全球的平均值為二・七%，女與男比率為3：1，五十至六十歲為發病巔峰。即每一〇〇人有近三人為此病的患者，且女性較多。因症狀始終不得緩解，嚴重影響生活品質，病人四處求醫，醫療費用明顯高於其他病人，看診次數也是一般健康人的兩倍以上。而工作上生產力的下降，也導致間接社會成本增加。一項研究指出，近四分之一病人，常在診斷後五年內停止工作，影響不可謂不巨。

第三個問題是，如何知道有這個病呢？基本上臨床症狀應是觀察的重點。

● **臨床症狀：**

A. 三大要件：

1. 慢性廣泛性疼痛（Chronic wild spread pain）：疼痛可由頭到腳無所不在，疼痛的描述類似神經痛，二〇％至三〇％的病人會有肢體、手、或軀幹麻痛，常好像針刺一般。疼痛的形式、位置、及嚴重性，和一些因素有關，最重要的是工作的負荷、伴隨的其他疾病（如肥胖），和溫度的變化；身心的壓力也和疼痛的嚴重有關。
2. 倦怠（fatigue）：身、心兩面皆疲累不堪。
3. 睡眠障礙（sleep disturbance）：分為失眠（insomnia）、淺眠常醒（Frequent awakening）、精力無法恢復的睡眠（non-restoring sleep）等三類。

B. 其他症狀：

1. 神經系統：認知功能、專注力和記憶力減退；頭痛，偶爾會有偏頭痛。
2. 消化系統：消化不良、腹痛、及便秘腹瀉交替出現、或腸躁症。
3. 生殖泌尿系統：包括尿急、月經異常、性交困難等。
4. 心理精神層面：常有負面情緒。焦慮的比率約佔六〇％，沮喪比率約一四～三六％（健康人約六．六％），或有創傷後症候群。
5. 晨僵：通常少於六十分鐘。
6. 口乾、眼乾、視力模糊、畏光、雷諾氏症候群。三〇％的病人會下肢不斷抖動，病人也會感覺站立時不穩。
7. 對外界刺激敏感：包括光線、味覺、聲音、化學物質等。

第四個問題當然就是如何治療？纖維肌痛症其實代表心身過度連結，而非分離，也就是敏感性過強。

- **治療基本上包括四部分：**

A. **衛教：**首先應讓病人盡量了解此病的相關知識，讓病人體認纖維肌痛症雖然會造成困擾，但並不會繼續進展，也不會造成周邊組織或器官的傷害，且在治療過程中，病人本身扮演重要角色，如壓力調適、情緒管控、和睡眠改善，才能使生活品質提高，並協助病情改善。

B. **改善身體素質**（fitness）：

1. 運動：每次二十分鐘，每週至少三次。
2. 減重：調整體態並增強自信，同時減少因肥胖引起的發炎。
3. 營養均衡。
4. 學習放鬆的方法。

C. **藥物治療：**

1. 抗憂鬱藥物：Amitriptyline、三環抗憂鬱藥物（Tofranil、imipramine）、千憂解（Duloxetine、Cymbalta）、鬱思樂（Milnacipran）。後兩者皆經美國食藥署核定可治療纖維肌痛症。
2. 抗癲癇藥物：Pregabalin（Lyrica〔利瑞卡〕）是此群藥物中唯一經美國食藥署核定可治療纖維肌痛症者。唯常會有嗜睡、暈眩、增重等副作用。
3. 肌肉鬆弛劑：Cyclobenzaprine（flexer, musgud）、Tizanidine。唯未經美國食藥署證實有效。
4. 止痛藥物：tramadol（曲馬多）或再加上paracetamol（乙醯胺酚），唯未經美國食藥署核定。
5. 心理治療：認知與行為治療。

D. 其他非藥物治療：

1. 舒壓療法：包括水療、熱敷、藥浴、礦泉浴。
2. 正念（mindfulness）：接受、放下樂觀、淡定。
3. 太極、氣功、瑜伽、催眠、電療、和針灸等。

能由四大方向同時著力，就應能脫離痛海，重點是病人本身扮演最關鍵角色，何妨一試。

乾癬性關節炎有性別差異

已知性別的差異，可影響許多自體免疫疾病的表現和預後，眾所周知的如全身性紅斑性狼瘡和乾燥症。門診臨床也有許多不同的男女乾癬病人，但過去並未特別注意其間的不同。

發表在二〇二一年一月《*THE RHEUMATOLOGIST*》及二〇二〇年《*Arthritis Care Res*》的文章，作者Orbai AM等人主要就在評估性別對於乾癬性關節炎的影響差異。

此研究包括四五八位成年病人，來自十四個國家二十一個醫學中心，平均年齡五十三歲，平均罹病十一年。其中二三〇位為男性（五〇・二%），剛好約佔一半，五一・五%使用生物性疾病緩解抗風濕藥物（bDMARDs）。

這些病人皆做了完整的乾癬性關節炎評估，包括疾病活躍性計分（DAPSA）、乾癬性關節炎疾病的影響（PsAID）等。

結果顯示，女性較多會產生Enthesitis（著骨點炎），如腳跟痛；且女性對整體病情評估的不滿意度較男性為高。達到最低疾病活躍性（minimal disease activity）的比例，女性為二五・七%，男性為五〇%，也顯著為低，幾乎僅有一半；而乾癬性關節炎的疾病活躍性（DAPSA），女性為一六・九%，男性為十二・六%，又是女性較高；乾癬性關節炎的平均疾病影響程度（PsAID），女性為二・六八%，男性為一・六五%，也是女性影響較大。

研究者們同時建立了一個多變數回歸模式，調整性別、同時合併有其他疾病、年齡、罹病時程、肌肉骨骼病變的活性（SJC66, TJC68，六十六個周邊關節腫脹數，六十八個周邊關節疼痛數）、著骨點炎指標、皮膚的疾病活性（BSA＞5）、全身性發炎指標（CRP）、使用或未使用生物製劑等因子的影響。結果發現，和生活影響最大的分別為女性性別、著骨點炎、關節疼痛數、同時合併其他疾病等四項。

明顯看出乾癬性關節炎的症狀、疾病的表現，以及治療的效應有性別差異，即女性病情較活躍嚴重，影響也較大。此點值得醫病同時注意，可能對於女性罹患乾癬性關節炎更要格外注意且積極治療。

血管炎

反覆性皮膚血管炎

反覆發作在下肢的皮疹，尤其是以蕁麻疹外觀表現的癢疹，常會被當作過敏診治，卻效果不彰。此時即應考慮其他可能。

反覆性皮膚嗜伊紅球血管炎（Recurrent cutaneous eosinophilic vasculitis, RCEV）是一種少見的自體免疫疾病，一九九四年由Chen KR等介紹（《*Arch Dermatol*》1994; 130 : 1159-1166），特徵即為會癢的皮疹（血管炎常以疼痛表現），因此必須列為鑑別診斷。

此類皮膚疹通常經年累月的反覆性發作，好發處常見於下肢、臀部、手臂等重力影響之處，較少侵犯軀幹。這些皮疹開始時，常會以非常癢的蕁麻疹表現，如同過敏，此時容易誤診；也可能表現為丘疹、斑塊、小結節、血管性水腫；之後可能發展為小水泡和小膿疱，再於二～三週間發展到濕疹狀合併點狀潰瘍。

此皮膚疹與過往用藥的藥物史常無任何相關性。檢驗包括抗核抗體（ANA）、抗可萃取核抗原ENA（Extractable nuclear antigen）抗體、抗嗜中性白血球細胞質抗體（Anti-neutrophil cytoplasmic antibodies, ANCA）、類風濕因子、抗環瓜氨酸抗體（anti-CCP）、ds-DNA抗體、冷凝球蛋白，以及血清學檢查：人類免疫缺乏病毒HIV、B肝、C肝等也多屬陰性；補體的濃度也正常，發炎指數CRP也不高。所以無法依靠檢驗得到答案。

此時唯有考慮做病灶的皮膚切片才能解惑。皮膚切片的組織病理上會有壞死性小血管血管炎，主要是嗜伊紅球的浸潤，及表淺和深部血管周圍的發炎及血管破壞。卻沒有任何其他器官的侵犯。通常周邊血液也可能有嗜伊紅球的增加。

若朝過敏或感染方向使用抗組織胺和抗生素治療則多屬無效。診斷確定後，類固醇是治療的首要選擇。皮膚疹對類固醇反應良好，初始劑量約用0.5mg／公斤體重／天，唯一旦低於每日十毫克，應緩慢遞減，以免皮膚疹再復發。其他可用於治療的藥物尚包括移護寧、滅殺除癌錠MTX、奎寧、tacrolimus（FK-506）等；山喜多（mycophenolate）或癌德星（cyclophosphamide）則尚無充分證據顯示有效。

此血管炎雖屬少見，但與其他血管炎的異同處仍值得注意，尤其是面對反覆性發作的下肢癢疹，應慮及此病，並力求早期診斷、適切治療。（見圖一）

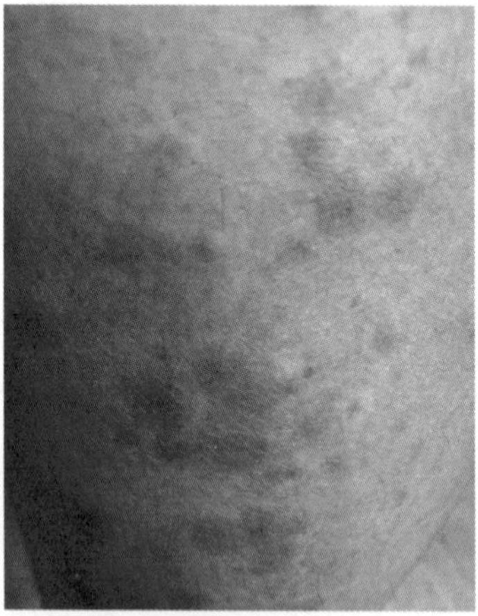

圖一 反覆性皮膚血管炎

貝西氏病與Ustekinumab

你曾為貝西氏病所引起反覆發作的口腔潰瘍煩惱嗎？Mirouse A等醫師於二〇一九年十月在《*Arthritis Rheumatol*》發表Ustekinumab治療貝西氏病口腔潰瘍有效的報告。

口腔潰瘍雖非危及生命的重大議題，但卻會造成生活品質的嚴重影響及令人坐立難安的困擾。

口腔潰瘍一般是先用含類固醇藥膏的局部治療；再來，秋水仙素是標準的治療方法，唯其效果卻不明顯。通常會再加上免疫抑制藥物，包括：移護寧（azathioprine）、阿普斯特（apremilast，磷酸二酯酶4，phosphodiesterase-4抑制劑小分子藥物）、沙利竇邁（thalidomide）、干擾素（interferon-a），以及腫瘤壞死因子抑制劑。但這些藥物的問題在於副作用較多。

Ustekinumab（商品名Stelara喜達諾），為一對抗第十二介白質和第二十三介白質（anti-p40）細胞激素的人類單株抗體。二〇一九年六月在美國被認證可治療貝西氏症所引起的口腔潰瘍。其他適應症尚包括克隆氏症與中至重度乾癬，國內亦已引入。

第二十三介白質對T17淋巴球的分化非常重要，過去已知Th1和T17在貝西氏病的病理機轉中扮演重要角色。且這些細胞激素的濃度高低和貝西氏病的病情嚴重度有正相關性。

此一研究包括合於貝西氏病診斷標準的三十位成年病人（平均年齡三十九歲），所有病人皆用秋水仙素治療，七七％病人有用類固醇。在進入研究前二十八天內至少有一次口腔潰瘍，且加入研究時仍至少有兩個潰瘍。其臨床表徵除口腔潰瘍外包括：陰部潰瘍（八〇％）、關節炎（七三％）、偽毛囊炎（五〇％）、深部靜脈栓塞（二〇％）、虹彩炎（二〇％）、中樞神經系統侵犯（一三％）。

依照法國治療克隆氏病的處方，在〇、四週及之後每十二週，病人接受九十毫克皮下注射Ustekinumab。經過十二週治療後，六六%病人完全緩解，三三%為部分緩解，其餘沒有反應；口腔潰瘍的平均數目由二變〇，其餘症狀皆明顯減少，三七%病人並可停止使用類固醇。

二三%病人在使用Ustekinumab時有副作用，其中最常見為頭痛（一三%），除一位因此停用，餘皆無大礙。

此為令風濕科醫師振奮的成果，因為畢竟有效又安全的藥物不多，讓我們在臨床治療上又多了一個選擇。（見圖二）

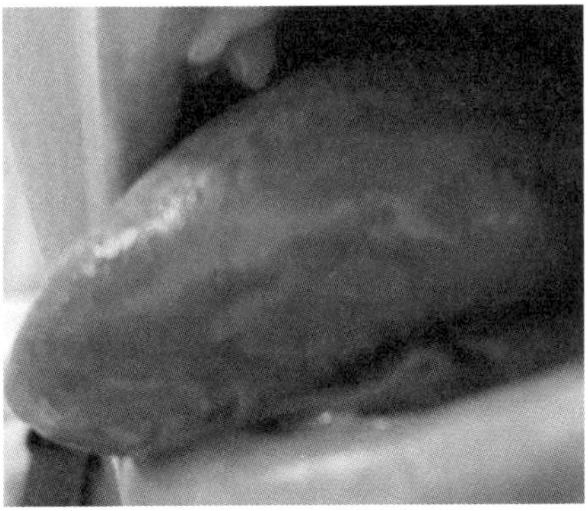

圖二 貝西氏病

間質性肺病

間質性肺病（Interstitial lung disease, ILD）是根據臨床、X光影像，和組織病理的特徵所群組的肺部病變。

間質性肺病可以在大多數風濕結締組織疾病中發生，但根據《*Arthritis & Rheumatology*》二〇一九年的報告，若病人有全身性硬化症（硬皮症）、多發性肌炎、皮肌炎、或類風濕性關節炎，則有較高的可能性會產生間質性肺病。

以類風濕性關節炎為例，根據二〇一七年一個多中心的大型報告指出，一〇%的病人會有臨床顯現的間質性肺炎（乾咳、呼吸困難等症狀），另外三〇%的病人則會有臨床無症狀的間質性肺炎，表示約有四〇%的類風濕性關節炎病人會在病程中有肺臟間質的侵犯。因為病程常持續且多不可逆，確實需要我們更提高警覺。

當病人被診斷為類風濕性關節炎時，可能已同時伴有間質性肺炎，也可能在類風濕關節炎的病程中發展出間質性肺炎、或較少狀況為先出現間質性肺炎，再慢慢發展出類風濕性關節炎。而事實上，一些疾病緩解抗風濕藥物（DMARDs）也被認為是造成間質性肺炎的原因，因此我們在選擇用藥的進退間也應該特別注意。其中特別被注意的有滅殺除癌錠和雅努厤錠。

1. 滅殺除癌錠（MTX）：滅殺除癌錠通常是用來治療類風濕性關節炎的第一線藥物，也同時是類風濕性關節炎治療的基石。但過去已被廣泛報告是造成間質性肺炎和急性間質性過敏性肺炎的原因。因為滅殺除癌錠對肺的影響可以在治療過程中的任何時間發生，所以比較困難去評估其真正的發生率。發表在二〇一九年十一月《*THE RHEUMATOLOGY*》的研究則認為，過去對滅殺除癌錠造成間質性肺炎的危險性可能被高估，事實上，滅殺除癌錠並不會增加間質性肺炎的發生率，只是類風濕性關節炎合併間質性肺炎被低估。不過目前的共識仍是若已出現間質性肺炎，則應該停用滅殺除癌錠。

2. 雅努麻錠（Leflunomide）：雅努麻錠是嘧啶（pyrimidine）合成抑制劑，故可產生抗發炎和免疫調節的作用。雅努麻錠在一九九〇年代引入，最初報告產生間質性肺炎的發生率極低。但之後日本、韓國和其他國家相繼報導很多病例，唯同樣難以分辨的是，類風濕性關節炎本身產生的間質性肺病或藥物造成。二〇〇六年，Suissa在《*Arthritis Rheum*》發表六二七三四位類風濕性關節炎病人服用DMARDs後，七十四位有嚴重的間質性肺炎，而若有服用雅努麻錠則會增加得到間質性肺炎的風險。不過因雅努麻錠很少用為第一線治療藥物，且多接手滅殺除癌錠或併用，因此較難獲得雅努麻錠造成肺毒性的真實數據。Raji醫師於二〇一三年回顧了相關的文獻做了結論，雅努麻錠仍可能會造成間質性肺炎，且病人多半在使用三個月內產生肺毒性，尤其是病人若之前已存有間質性肺炎或已用過滅殺除癌錠。

間質性肺病是我們在面對風濕結締組織疾病時要多加注意的一個課題，用藥也應更加留意。

風濕疾病的動脈硬化及血管栓塞問題

全身性的風濕疾病有可能影響很多的器官系統，其中最重要的即為血管系統。血管系統的影響，主要表現即為動脈硬化和靜脈栓塞，此皆因受到發炎活性的影響，至於風濕病的治療，則可能會增加或減少此類血管病變的機會，值得注意。

二〇二〇年六月歐洲抗風濕聯盟的視訊大會，匈牙利的Zoltan Szekanecz教授特別討論到此一問題。

他於報告中開始即強調，血管病變的風險評估，應由病人傳統的危險因子開始，包括家族史、肥胖、高血壓、糖尿病、是否吸菸等等。這也是我們在診間應特別注意的。

再來，就是必須體認風濕疾病可進一步增加血管病變的風險。過去數年已知，類風濕性關節和全身性紅斑性狼瘡都會明顯的增加動脈硬化心血管疾病。主要是此兩類疾病都可因改變發炎性細胞激素的量、先天免疫反應、自體免疫抗體、脂肪激素、脂肪代謝異常、氧化壓力（oxidative stress）等因素，進而改變免疫系統功能（《*Nat Rev Rheumatol*》2012）。

在類風濕性關節炎，由發炎的生物標記可預測動脈硬化疾病。例如在一個觀察性的研究，一五〇位類風濕性關節炎病人用電腦斷層血管攝影來評估冠狀動脈硬化，其中一〇一位在五～十年之間曾有多次的影像比較，顯示CRP的數值，可明顯的預測冠狀動脈血管內斑塊的進展。一些研究也發現，疾病緩解抗風濕藥物（DMARDs）具有保護心血管的效應。並提出滅殺除癌錠（MTX）能保護病人在類風濕性關節和乾癬性關節炎的心血管疾病（《*Arthritis Res Ther*》2006、《*J Rheumatol*》2019）。也顯示控制發炎的重要。

因為效果顯著，甚至衍生出是否滅殺除癌錠對於沒有風濕疾病的心血管疾病也有助益的假說。但一項大型隨機安慰劑對照的臨床研究已顯示，低劑量滅殺除癌錠無法降低非風濕疾病病人的第一介白質、第六介白質、CRP、或心血管病變，基本上排除了將滅殺除癌錠過度延伸到非風濕疾病。

就生物製劑而言，使用腫瘤壞死因子或非腫瘤壞死因子抑制劑，也可產生較少的動脈栓塞性心血管疾病。另一重要研究顯示，在超過一萬位病人過去曾有心肌梗塞和高CRP者接受第一介白質抑制劑治療，發現一五〇毫克canakinumab每三個月皮下注射一次，可明顯的降低心血管疾病的復發（《*N Engl J Med*》2017）。唯此一適應症尚未經美國食藥局通過。

就血管栓塞疾病而言，Szekanecz教授引用一些研究顯示，病人若有類風濕性關節炎、乾癬性關節炎，和僵直性脊椎炎，皆會增加肺栓塞和靜脈血管栓塞的風險（《*Ann Rheum Dis*》2013）。二〇一九年七月美國食藥局發出安全警告，認為若每日服用捷亦炎（tofacitinib）二十毫克會增加血栓和死亡的危險，唯此一劑量是核准用來治療潰瘍性結腸炎的，但類風濕關節炎被允許的劑量則只有每日十毫克（《*Rheumatology*》2019）。在另一項大型研究，討論了二十六個隨機對照的**JAK**抑制劑治療的分析中發現，**JAK**抑制劑治療類風濕性關節炎，並不會增加心血管疾病的風險（《*Ann Rheum Dis*》2019）。當然風濕科醫師在使用這類藥品時，仍應將血管栓塞的問題列入考量。這些危險因子包括病人的年齡、是否過去曾有血管栓塞的病史、以及是否過胖、或正在使用荷爾蒙治療（《*Ann Rheum Dis*》2020）。

此外也提到艾炎寧（Arava, Leflunomide）和滅殺除癌錠同樣都可降低風濕病合併的心血管疾病。而第六介白抑制劑如安挺樂（Tocilizumab）因可增加血脂，則必須持續監測其對心血管疾病的危險，甚至加入statin（施德丁，可降低血液中的膽固醇）預防。以上資訊皆值得參考。

罹風濕疾病的懷孕併發症

發表在《*Arthritis Care Res*》二〇二〇年的文章顯示，減輕妊娠子癇前症（preeclampsia）的風險因素，可降低罹患類風濕性關節炎、全身性紅斑性狼瘡、或乾癬且懷孕婦女的早產和剖腹產機會。

已知女性若罹患自體免疫疾病，多會增加生育的負面結果（包括：早產、剖腹產、胎兒重量小於妊娠年齡等）。唯仍不清楚的是，懷孕所產生的併發症（包括：妊娠子癇前症、妊娠期糖尿病、和感染）在這類婦女較為負面的生育結果中所扮演的角色。

美國加州大學聖地牙哥分校的研究人員和臨床醫師臆測女性罹患自體免疫疾病會增加生育的負面影響，其中至少部分原因是與懷孕時所產生的併發症相關。

換句話說，若確立此一相關性，即可由減少懷孕併發症來改善生育結果。

先前研究資料已顯示，女性罹患類風濕性關節炎、全身性紅斑性狼瘡、和乾癬，分別會有一．五～二倍的早產和剖腹產的風險。

此項研究是於二〇〇七～二〇一二年在加州進行，研究女性為在二十～四十四週懷孕活產的族群，並限制為母嬰同室（mother-infant-dyads）且由醫院出院的二九六三八八八位女性。其中三一一九位（〇．一一%）是類風濕性關節炎，三八六三位（〇．一三%）為全身性紅斑性狼瘡，一一五位（〇．〇四%）是乾癬，另外二七一四位（〇．九九%）為發炎性腸道疾病。

整體結果分述如下，由生育結果方面看：

● **早產：**

1. 罹患類風濕性關節炎者較未患者多出二倍；其中二〇%有妊娠子癇前症／高血壓；七%有懷孕期間感染；二%有妊娠期糖尿病。

2. 罹患全身性紅斑性狼瘡者較未患者多出三倍；其中一八～三〇%有妊娠子癇前症／高血壓；七%有懷孕期間感染；妊娠期糖尿病則並無差別。

3. 乾癬：三三%有妊娠子癇前症；懷孕期間感染和妊娠期糖尿病則佔九%。

● **剖腹產：**

1. 類風濕性關節炎患者的剖腹產，有較無者多出一〇～二〇%；有妊娠子癇前症／高血壓者多出一三%。

2. 乾癬：剖腹產有較無者多一二%。

● **胎兒重量小於妊娠年齡：**

1. 類風濕性關節炎：佔八%。

2. 全身性紅斑性狼瘡，有較無者多二倍。
發炎性腸道疾病的生產結果包括早產和剖腹產，皆與類風濕性關節炎類似。

結果顯示，妊娠子癇前症仍是這類疾病中最重要的問題。加強監測並控制妊娠子癇前症、妊娠期糖尿病，和感染，應能改善生育結果。

● **備註：**

子癲前症，舊稱妊娠毒血症。主要是一種胎盤功能不全（瀰漫性胎盤血栓生成、和／或異常滋養細胞侵入子宮內膜）導致血管內皮功能障礙，以及血管痙攣的疾病。因為母體全身的微血管會出現不正常的收縮，可導致血壓上升，尿液中出現蛋白質，引起全身水腫。嚴重者則會併發腦出血、腎衰竭、肝衰竭、凝血異常等現象。也可造成胎兒生長遲滯，甚至死亡。

利用同樣模式，研究者再將婦女的種族包括：非西語系白人、拉丁裔、黑人、和亞洲女性分開分析，以檢視種族族裔的影響。

● **類風濕性關節炎：**

1. 早產在黑人女性最高，主要是因為妊娠期糖尿病（六・八％）。

2. 拉丁裔在剖腹產的比例最高。

3. 拉丁裔在類風濕性關節炎有或無之間早產的差距最大（二五・六％），可能和妊娠子癇間前症或懷孕期間感染有關。

4. 胎兒重量小於妊娠年齡在亞洲裔女性最高。

● **全身性紅斑性狼瘡：**

1. 拉丁裔（三四・七％）和亞洲裔（三六・四％）有最高的早產比例，主要原因仍為妊娠子癇前症／高血壓。

● **乾癬：**

1. 各種族在早產、剖腹產，和妊娠併發症等方面差異不大。

2. 因妊娠子癇前症導致早產在拉丁裔最高。

● **發炎性腸道疾病：**

1. 在造成早產的情況下以黑人女性為最。

● **結論：**

1. 拉丁裔羅患類風濕性關節炎；或拉丁裔及亞洲族裔女性罹患全身性紅斑性狼瘡，若能針對妊娠子癇前症／高血壓加以治療，即能明顯減少早產發生。
2. 無論就類風濕性關節炎、全身性紅斑性狼瘡、或乾癬病人，控制妊娠子癇前症都能明顯減少早產和剖腹產。唯對於發炎性腸道疾病則似乎並無影響。
3. 結果也顯示，控制妊娠期間的感染或糖尿病，似乎並不會改變這些自體免疫疾病的生育結果。

● **備註：**

妊娠子癇前症的危險因子包括：

1. 有子癇前症的家族史。
2. 懷孕前就有高血壓。
3. 有腎臟疾病。

4. 有糖尿病。
5. 肥胖（BMI≧30）。
6. 多胞胎（雙胞胎或三胞胎以上）。
7. 極端產婦年齡，如小於十八歲之青少女，或超過三十五歲的高齡產婦。
8. 非裔美籍。
9. 前一胎曾罹患子癇前症者。

因此對於罹患風濕疾病的懷孕而言，應高度重視並盡量移除上述因素以獲得較好的生產結果。

手功能的下降

較容易侵犯手部的關節炎，除了伴隨年齡老化常見的退化性關節炎，真正較具破壞性的，就屬類風濕性關節炎和乾癬性關節炎。因為手功能對人類就業與日常生活的的重要性，自然廣受矚目。

近來研究已指出，類風濕性關節炎和乾癬性關節炎病人的手部功能，經過相當時日後，都會有相似程度的下降。但較令人意外的是，僅有皮膚乾癬的病人，其手部功能也會有相當程度的下降。

此研究是由Anna-Maria Liphardt博士所帶領的德國團隊進行，並於二〇二一年三月十二日發表在美國風濕學院《*ACR Open Rheumatology*》。

其中一〇一位病人罹患類風濕性關節炎（見圖一）、九十二位為乾癬性關節炎

（見圖二）、五十一位則僅有皮膚乾癬（見圖三）、另還有五十五位為健康的對照組（見圖四）。

研究主要藉由手部肌肉握力（vigorimetric grip strength）、精細手動技巧（Moberg Picking-Up Test），和問卷自我評估手部功能（Michigan Hand

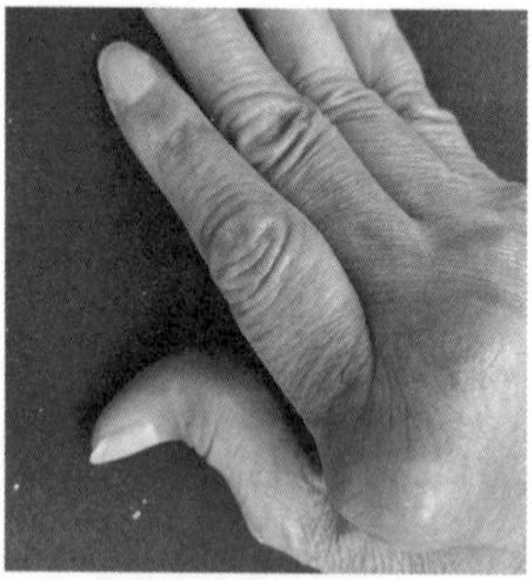

圖一 類風濕性關節炎

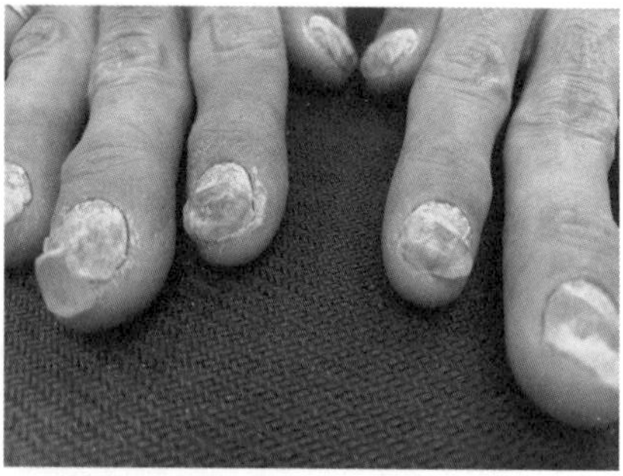

圖二 乾癬性關節炎

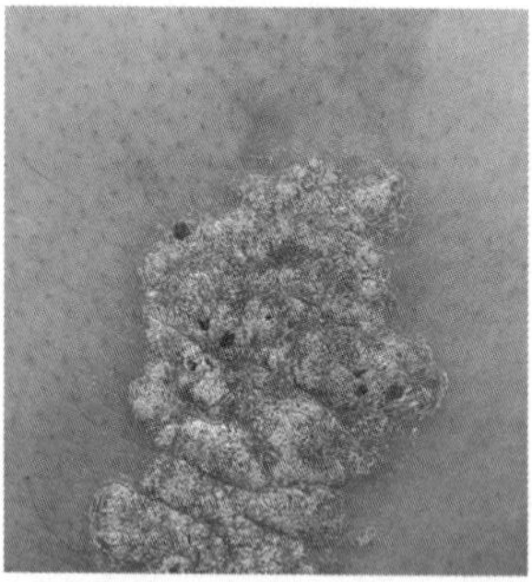

圖三 皮膚乾癬

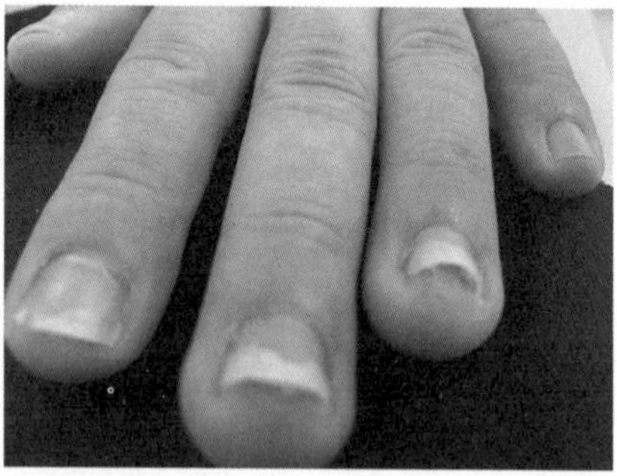

圖四 健康的對照組

Questionnaire）等方法，全面性評估這類病人的手部功能。

研究發現，就對手部功能的影響而言，乾癬性關節炎和類風濕性關節炎頗為類似，且隨著年齡增加而加劇，不但影響男女兩性、雙手，且尤其對女性影響更大。

此外，研究也發現，乾癬性關節炎的病人較類風濕性關節炎病人更容易失去精細手部運動的技巧，認為可能與乾癬性關節炎有特殊的肌腱侵犯和著骨點炎的病變有關。

但最令人意外的是，研究發現，即使僅有皮膚乾癬的病人，也會有手部功能的變化。雖然這些乾癬病人在進入研究前都沒有任何關節炎的臨床表徵，但手部功能卻持續的變差，而此一現象並未在健康對照組發現。

研究人員認為此觀察顯示，皮膚乾癬病人不但有皮膚病變，也可能已潛在影響到肌肉骨骼結構。另一方面，乾癬病人手部功能的改變，是否代表未來將會進展為乾癬性關節炎，猶待未來研究證明。

唯此刻我們當更清楚認知此層關係，並超前部署的對乾癬性關節炎、類風濕性關節炎、尤其是僅有皮膚乾癬病人也要提高警覺，多注意其手部功能，盡量維護避免受損。

葡萄膜炎

一個潛在可造成失明的風濕病併發症

門診連續好幾位年輕病人因葡萄膜炎就診，其中一位每三到四個月發作一次，視力都受到影響。

葡萄膜炎其實是一個可造成失明的眼內發炎性疾病的統合式名稱。

根據《*THE RHEUMATOLOGIST*》二〇二〇年報告，葡萄膜炎的盛行率在發炎性腸道疾病病人中有二～五%，在乾癬性關節炎中有六～九%，在反應性關節炎中有二五%，在僵直性脊椎演更高達三三%（《*Best Pract Res J Clin Rheumatol*》2017）。因此對於風濕科的醫師和病人都是重要的課題。

葡萄膜如三明治般位於眼睛的中層，外層為鞏膜（sclera），是較厚的結締組織；內層為視網膜，是神經感覺中心。葡萄膜包括虹膜（iris）、睫狀體（ciliary body）和脈絡膜（choroid body），這些結構的發炎統稱為葡萄膜炎。（見圖一）

葡萄膜炎的原因非常多樣化，包括外傷、感染、藥物反應、惡性病變、當然還有自體免疫疾病。近二分之一的病人因無法確認原因，就被統稱為特發性（idiopathic）。

症狀通常是眼睛發紅、疼痛、畏光、及視力模糊等。

眼內發炎並不常見，主要因為眼睛具免疫豁免

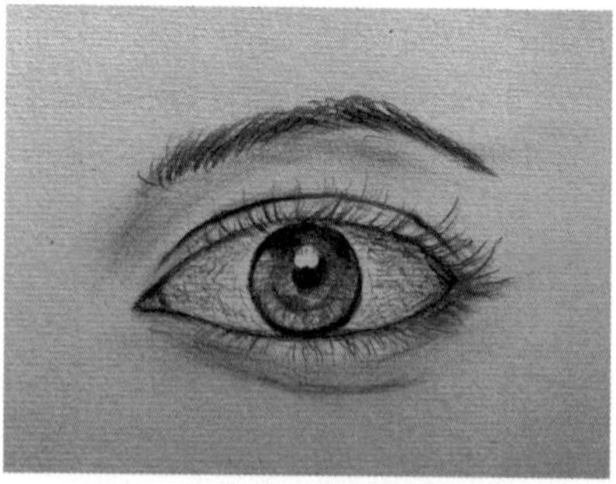

圖一 葡萄膜炎

（immune privilege，眼睛的先天設計即在限制局部的免疫和發炎反應，以保存視力。包括眼睛沒有淋巴管腺、淚液中含有免疫抑制因子包括TGF-b、眼內組織能表現fasL可促進白血球凋亡），故其發生率僅約每年每一萬人有二十六～五十二例。

● **分類：**

A. 依發炎位置分類

1. 前葡萄膜炎：在眼睛發炎中約佔五〇～九〇％。代表的是虹膜或睫狀體發炎，主要發炎位置在眼睛前房，過去也常被稱為虹膜炎（iritis）、或虹膜睫狀體炎（iridocyclitis）。
2. 中間部葡萄膜炎和後葡萄膜炎：發生在眼睛後房。中間部葡萄膜炎代表玻璃體內的發炎，此包括睫狀體扁平部炎、或後睫狀體炎。
3. 後葡萄膜炎：主要為視網膜或脈絡膜發炎，包括視網膜血管炎、或神經視網膜炎。

4. 全葡萄膜炎：表示發炎不局限於前或後房，而是貫穿全眼。

B. 依發炎時程分類

1. 急性葡萄膜炎：指六週內的突然發作。多呈HLA-B27陽性，可合併僵直性脊椎炎、乾癬性關節炎、Reiter氏症候群、和炎性腸道疾病。

2. 復發性葡萄膜炎：指發炎緩解且停止治療三個月後再度發生者。

3. 慢性葡萄膜炎：若葡萄膜炎非活躍期短於三個月，且二次發作之間始終需要治療者。

無法控制的慢性發炎，會造成眼睛結構的破壞，包括黃斑水腫、白內障、青光眼、或視網膜血管新生而影響視力。在美國和歐洲一〇～一五%的視盲是葡萄膜炎造成，重要的是會影響工作，造成失業率增加、醫療負擔增加，及失能。因此需要快速且積極的控制眼內發炎。

診斷與治療

根據《*THE RHEUMATOLOGIST*》二〇二〇年的報告，在啟動治療前，需做血液檢驗來尋找病因，先排除眼睛感染的可能性。葡萄膜炎專家們的共識是先檢查VDRL和TPHA以排除梅毒感染。

其他基於臨床表現的檢查，包括胸部電腦斷層檢查，以排除類肉瘤病（Sarcoidosis）或萊姆氏病（Lyme disease）。

若罹患的是前或中葡萄膜炎，陽性的遺傳基因HLA-B27可提供預後的訊息，因為此發炎就較可能為慢性或復發性。大多數的前葡萄膜炎會持續六週，且平均每年會復發一次。治療的原則，除了要看解剖位置，還須注意是否為急慢性。（見圖二）

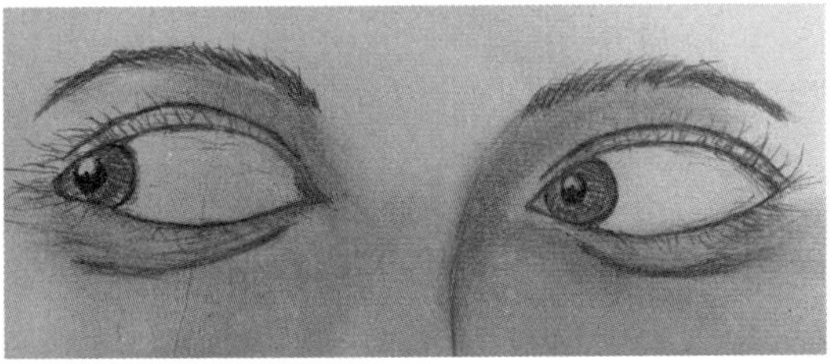

圖二 眼周

1. 通常急性葡萄膜炎、前葡萄膜炎是用類固醇藥水，含類固醇prednisolone acetate 一%或difluprednate ○．○五%治療，開始時可先每天點四次，若發炎較輕微則可減少次數，若在眼睛前房已有纖維蛋白和積液，則可每小時使用。（見圖三）

2. 睫狀肌放鬆藥水（Cycloplegic drops）：如cyclopentolate 一%每日可點三次；或每天點atropine 一%，用以裂解虹彩和水晶體之間的異常沾黏。

3. 口服類固醇：如果類固醇眼藥水無法控制慢性前虹彩炎、或是全葡萄膜炎、中葡萄膜炎、和後葡萄膜炎、或已有視網膜血管新生、黃斑水腫、或視力減

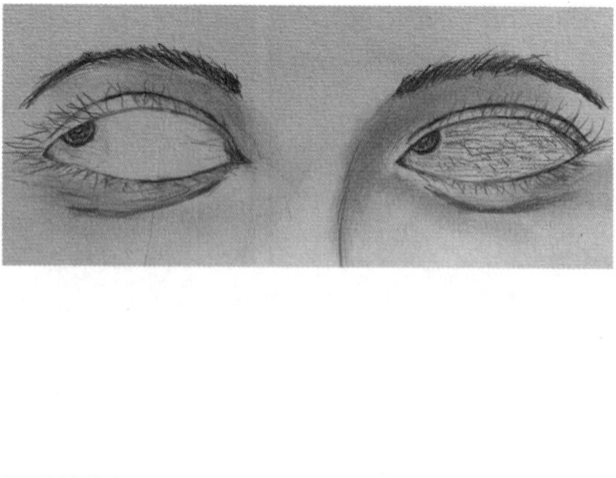

圖三 急性葡萄膜炎

弱等併發症發生，則可口服類固醇，甚或併用免疫抑制劑。

4. 唯一獲得美國食品藥物局核可，針對非感染性中、後葡萄膜炎、全葡萄膜炎可用的免疫抑制劑為腫瘤壞死因子抑制劑adalimumab（Humira，復邁），其他多數使用的免疫抑制劑均已超出其適應症。美國葡萄膜炎協會曾在二〇一四年發表使用抗代謝和生物製劑來治療眼睛的發炎性疾病，但治療仍需依據不同病人是否有其他疾病、年齡、是否懷孕等因素，檢視每一個藥物的副作用做最適當的選擇。

5. 另一針對後或全葡萄膜炎的治療方法即局部治療。使用眼睛周邊或眼睛內部類固醇注射。（見圖四）

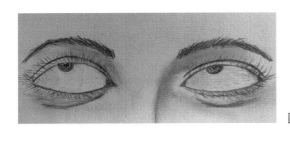

圖四 局部葡萄膜炎

6. 美國食品藥物局也已通過眼內植入物來治療非感染性中、後或全葡萄膜炎。短期發炎控制可選用0.7 mg dexamethasone長效類固醇、或0.18 mg短效類固醇fluocinolone acetonide植入玻璃體；長期控制則可用0.59mg fluocinolone acetonide植入玻璃體。

7. 若有黃斑部水腫，則可在玻璃體空腔內裡注射類固醇triamcinolone acetonide。眼內局部治療雖可避免口服類固醇或免疫抑制劑的全身性的副作用，但卻可能導致眼內壓升高及白內障。發表在《*JAMA*》二〇一七年的研究顯示，0.59mg短效類固醇fluocinolone acetonide植入玻璃體七年後，四五％病人需接受青光眼手術，九〇％需要接受白內障手術，顯然仍需慎重。

基於治療的複雜性，及可能的嚴重併發症，當病人有眼睛疼痛、紅眼的現象時，即應立即轉診眼科醫師做確診。並由風濕科醫師來檢視是否有潛在的自體免疫疾病以便立即治療，以減輕視力受損，並力求控制病情。

第三章
風濕科疾病治療與研究

JAK抑制劑

美國哈佛醫學院及布里根暨婦女醫院的Michael E. Weinblatt教授在二〇二〇年美國風濕學院（ACR）的年會演講「類風濕性關節炎的最新治療原則」中，第三段談到了新一代的抗風濕藥物：JAK抑制劑或稱Jakinibs。

JAK是Janus kinase的縮寫，kinase是激酶；Janus是羅馬神話裡的兩面神雅努斯，代表開始與結束或過去與未來，因為可看兩個方向，其雕像常被置放於建物入口如同門神。JAK通俗的說就是門神激酶，實際上是一個「細胞內」非受體酪氨酸激酶家族，介導細胞外激素產生的信號，並通過JAK-STAT信號通路傳遞下去。已知JAK家族共有四個成員，分別是：JAK激酶1（JAK1）、JAK激酶2（JAK2）、JAK激酶3（JAK3）、和酪氨酸激酶2（JAK2）。

目前已知有超過二〇〇種不同的細胞激素扮演著控制細胞生長和免疫反應的角色，而其功能則仰賴與細胞表面的受體結合或活化。這其中將近六十種細胞激素使用JAK路徑傳遞訊號。類風濕性關節炎的致病機轉中即涉入多種發炎性細胞激素，像一鍋濃湯中有多種調味料。

早期生物製劑多僅針對一種重要致病的發炎性細胞激素，如恩博、復邁、欣普尼、欣膝亞針對腫瘤壞死因子，安挺樂針對第六介白質。藥物作用在細胞外，且多為皮下或靜脈注射。

JAK抑制劑是小分子藥物，主要作用在細胞內影響訊號傳遞，其優勢在於可同時抑制多種發炎性細胞激素的訊號傳遞，並阻斷其功能，且藥效迅速，常在一週內見效，更因為是口服，少了對針的恐懼。

美國目前已有三種JAK抑制劑被核准可用在風濕病人，美國食藥署於二〇一二年十一月首先核准tofacitinib（捷抑炎，主要抑制JAK1、JAK3）使用在對滅殺除癌錠（MTX）效果不佳的中重度類風濕性關節炎病人，通常使用五毫克每日兩顆的劑量，目前也有新劑型十一毫克每日一顆。可抑制細胞激素第二介白質、第四介白質、第六介白質、第十五介白質、第十七介白質、第二十一介白質、腫瘤壞死因子、和干擾素γ；另兩種為baricitinib（愛滅炎，主要抑制JAK1、JAK2）、和Upadacitinib（主要抑制JAK1）。但在高劑量時，選擇性會模糊，亦即可同時抑制其他激酶。另一種Jakinib，稱pafficitinib，則在日本被核准治療類風濕性關節炎；而ruxolitinib在美國已被核准治療骨髓纖維化。

發表在《*THE RHEUMATOLOGIST*》2020，特別針對JAK抑制劑的安全性、潛在副作用、和使用上的考量有一篇報導。

- **安全性與副作用：**

1. 使用捷抑炎（tofacitinib）不會增加病人惡性腫瘤的產生（五六〇〇位病人追蹤，《*Ann Rheum Dis*》2016）。

2. 使用捷抑炎（tofacitinib）不會增加病人整體感染與死亡的機率（《*Arthritis Rheumatol*》2014）。

3. 使用捷抑炎（tofacitinib）和其他生物製劑間最明顯的差異，是捷抑炎可能會增加病毒感染（特別是帶狀皰疹病毒〔herpes zoster〕，《*Arthritis Rheumatol*》2014），及一些血管病變。原因可能是Jakinibs抑制干擾素interferon-γ（與病毒防禦有關），降低細胞免疫和先天免疫，包括自然殺手細胞，增加感染機率。

4. Barcitinib亦曾被報導會增加血栓機會，唯其真正機轉尚不明朗。

5. 美國食藥署也曾警示，捷抑炎（tofacitinib）若劑量達每日二十毫克（通常用十毫克），會增加肺栓塞的機會。

6. 結論整體而言，JAK抑制劑是非常有效且相對安全的生物製劑。

7. 因為會增加帶狀皰疹感染的機會，病人在接受治療前，可先使用帶狀皰疹疫苗預防，但效益仍待大型研究證實。

8. 因為併用類固醇會明顯增加JAK抑制劑相關病毒感染的機會，因此應盡量減少或停用類固醇。

低劑量滅殺除癌錠和血球數下降及皮膚癌的關係

低劑量的滅殺除癌錠（MTX）常被用來治療如類風濕性關節炎等自體免疫疾病。除了肝功能影響和口角炎等副作用外，血球數下降與皮膚癌也常受到關切。

約五千位已知有心血管疾病和糖尿病或代謝症候群的成年人，隨機分成兩組，一組服用低劑量滅殺除癌錠（二十毫克／週，八顆），合併每週六天的葉酸；另組僅服用安慰劑，再經追蹤五年後分析比較。

研究結果發表在二〇二一年一月十四日美國風濕學院《*ACR Open Rheumatology*》雜誌，主要目的即在檢視其特殊副作用，包括血球細胞數下降及皮膚惡性病變。

結果再次證明細胞數下降極為罕見，當然部分是因為已併用葉酸保護，這點讓我們較為放心。另一發現即非黑色素細胞瘤（non-melanoma）皮膚癌在使用滅殺除癌錠組較多，主要是鱗狀細胞癌高出三倍。產生皮膚癌的危險性隨著年齡升高而增加，而此研究的參加者平均年齡大約為六十五歲，確屬較高；且八五％的受試者為白種人，這也是非黑色素瘤細胞癌數量較多的原因之一。此外，黑色素細胞瘤雖在滅殺除癌錠組的數量較多，唯並不具統計學上的意義。

臨床上，皮膚癌在長期使用免疫抑制劑，如滅殺除癌錠或山喜多（mycophenolate mofetil）的病人確實較為常見，該篇文章建議在高危險病人，如有皮膚癌病史、皮膚白皙、或過度曬日光浴者，仍應多加注意、並建議每年應由專業皮膚科醫師做皮膚檢查。

這篇文章的研究結果顯示，低劑量滅殺除癌錠似乎對於骨髓是安全的，即不致抑制血球細胞生成。但也特別提醒，若用在風濕科病人可能又不相同，因風濕科病人經常是合併使用多種免疫抑制劑，因此可能仍必須持續監測細胞數下降的可能性。這也是為何臨床上必須經常抽血檢驗的原因之一。

非類固醇抗炎藥物與懷孕

非類固醇抗炎藥物（nonsteroidal antiinflammatory drugs, NSAIDs）是臨床上最常用來抗發炎、止痛、解熱的藥物，作用機轉主要是抑制環氧化酶（cyclooxygenase，COX，一九七一年英國的John Vane教授發現，並因此得諾貝爾獎），使花生四烯酸（arachidonic acid）無法代謝成前列腺素（prostaglandins發炎相關）、前列環素（prostacyclins，保護血管避與血管擴張）及血栓素（thromboxanes血小板凝集），進而抑制後續反應。

一九九〇年美國Needleman教授發現，環氧化酶COX主要可分成COX-1及COX-2兩種類型，COX-1原本就存在身體各組織細胞中，負責調節正常的生理功能，包括胃壁黏膜的保護、腎臟血流的維持，以及血小板的凝集等家管（house keeping）功能；而COX-2則是在發炎時才被第一介白質、腫瘤壞死因子等細胞激素、病原體、生長因子、致癌基因等誘導刺激出來的酵素，扮演病理性的角色，產生大量致炎前列腺素。

傳統的NSAIDs對環氧化酶COX較沒有選擇性，所以抑制COX-2的部分固然可阻斷發炎反應，但對COX-1的抑制則導致許多副作用，如腸胃道潰瘍、出血，及腎功能損傷等。鑑於兩種COX的發現，乃陸續發展出選擇性抑制COX-2酵素的NSAIDs，企圖減少非類固醇抗炎藥物的副作用。

根據NSAIDs抑制COX-2及COX-1（COX-2/COX-1）能力的相對比率，可約略將其分成四類：1.偏COX-1選擇性抑制劑（COX-2/COX-1＜5）：如ketorolac, indomethacin, aspirin, naproxen，及ibuprofen等；2.無選擇性抑制劑：如niflumic acid, sodium salicylate, piroxicam, sulindec, diclofenac等；3.相對COX-2選擇性抑制劑（COX-2/COX-1＝5-50），高劑量時也會作用在COX-1，如nimesulide, celecoxib （celebrex〔希樂葆〕）、meloxicam（mobic〔骨敏捷〕）、etodolac（lodine）等；

4.高度COX-2選擇性抑制劑（COX-2/COX-1＞50），如etoricoxib（arcoxia〔萬克適〕）、rofecoxib等。

對COX-2的選擇性抑制愈強，愈不影響COX-1，理論上既抗發炎又保胃保腎，簡直去蕪存菁、完美至極。但完美談何容易，因為高選擇性COX-2抑制劑強烈抑制了保護血管壁與血管擴張的前列環素（prostacyclins）卻不影響血栓素，改變了既有平衡，就產生了較高腦血管病變（中風）、及心血管病變（心肌梗塞）的機會。

尤有甚者，近期研究也發現，COX-1事實上也參與了部分發炎反應，而COX-2原就存在於大腦、腎臟、及生殖等組織器官，有某種保護性角色，並非過去認為的一刀兩切，也愈發證明過猶不及的古有明訓。這些知識都值得醫病注意，以挑選最適合病人或自己的非類固醇抗炎藥物。

二〇二〇年十月十五日，美國食藥署特別發出警訊，若在懷孕二十週左右使用非類固醇抗炎藥物（NSAIDs），可能引發胎兒少見但嚴重的腎臟問題。

已知非類固醇抗炎藥物的使用，可能產生羊水過少症（oligohydramnios）。羊水可提供胎兒保護性緩衝，並協助胎兒發展肺臟、消化系統、和肌肉。懷孕二十週左右，正在發展中的胎兒腎臟，是羊水產生的主要來源，此時若腎臟產生問題，則羊水的產量自然下降。

雖然此一安全考量，對於醫療專業人員應已耳熟能詳。但美國食藥署仍希望把這個考量，讓更多的人了解，順帶教育其他的健康照護者，以及懷孕的婦女，和準備懷孕的婦女。

此一警示，包含所有的非類固醇抗發炎藥物，無論是在超市購買或處方用藥。

大約有二〇一七三五個病例被通報到美國食藥署，有關於羊水過少和使用非類固醇抗炎藥物的問題。所有狀況都非常嚴重，其中兩位新生兒因為腎衰竭而死亡，其原因即為母親在懷孕時服用非類固醇抗炎藥物，而造成羊水過少。羊水過少始於懷孕二十週。另有三位新生兒死於腎衰竭，雖未確認為羊水過少，但媽媽在懷孕中仍服用非類固醇抗炎藥物。十一位病人在懷孕中發現羊水過少，在停止非類固醇抗炎藥物後，羊水量回到正常。

回顧醫學文獻，使用非類固醇抗發炎藥物後，羊水過少症的發生，可從四十八小時到數週。但多數人的羊水量在停用非類固醇抗炎藥物後三~六天後恢復正常。但若恢復使用非類固醇抗發炎藥物，羊水減少的現象又會再度復發。

美國食藥署目前建議懷孕婦女，避免在懷孕二十週後，使用非類固醇抗發炎藥物。過去建議非類固醇抗發炎藥物應避免在懷孕三十週後使用，因為會干擾胎兒肺臟的成熟以及動脈導管閉鎖。

但若臨床專業醫師認為必須在懷孕二十到三十週間使非類固醇抗發炎藥物，

則應限制在最低有效劑量，且僅使用最短的時間。若使用時間超過四十八小時，則醫療專業人員應考慮使用超音波檢測羊水量；而若發現羊水量減少，應立即停止使用非類固醇抗發炎藥物。

鑑於許多關節炎婦女懷孕仍需使用非類固醇抗發炎藥物，此一訊息值得注意，記得二十週也就是五個月的關卡。

對硬皮症肺臟纖維化的評估及治療

間質性肺病是進行性全身性硬化症（硬皮症）病人主要的死亡原因，但其進展則因人而異且機轉複雜。事實上，肺臟纖維化對所有自體免疫疾病都是一大隱憂，也應同等關注。

若欲評估肺臟纖維化的進展，首先必須考量該如何選擇監測工具，因為唯有先利其器才能後善其事，尤其是應考量每位病人的整體面向。

發表在《*Ann Rheum Dis*》2020的文章顯示，在八二六位硬皮症合併間質性肺炎的病人之中，五三五位在五年追蹤中，有多次的FVC測量（FVC: Forced Vital Capacity，用力呼氣肺活量，為肺量計可測量的肺功能，即患者在一口氣內，盡全力呼出的氣體總量測量）可加以評估。研究人員發現，在每一年中約有三分之一的病人會顯現進行性的間質性肺病；他們也發現，大多數的病人會逐漸變差，雖然可能會穩定一段時間，甚至稍有進步，但仍會再持續下降探底；不過也有三分之一的病人，其FVC並不見變化。在五年追蹤期間，FVC下降最強的預測指標即：1.男性、2.改良式Rodnan皮膚計分較高、3.食道逆流或吞嚥困難的症狀。據此，我們也可反其道預測該類病人要格外小心。

所謂The modified Rodnan skin score（MRSS）皮膚計分法，是硬皮症預後測量的標準方法，是將身體幾處：臉、前胸、腹部，和左右上臂、前臂、手背（見圖一）、手指（見圖二）、大腿、小腿、

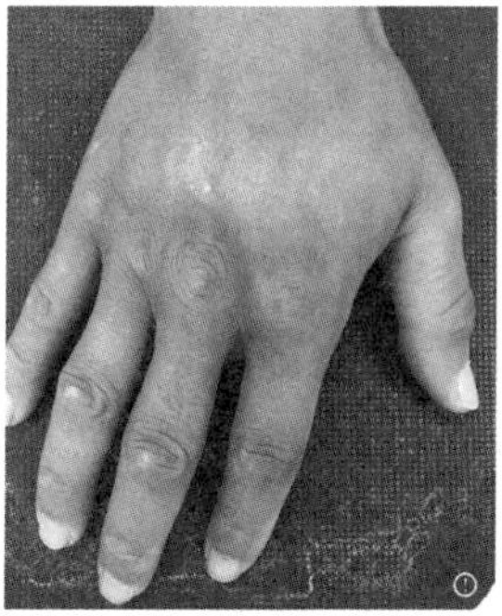

圖一 硬皮症病人手背狀況

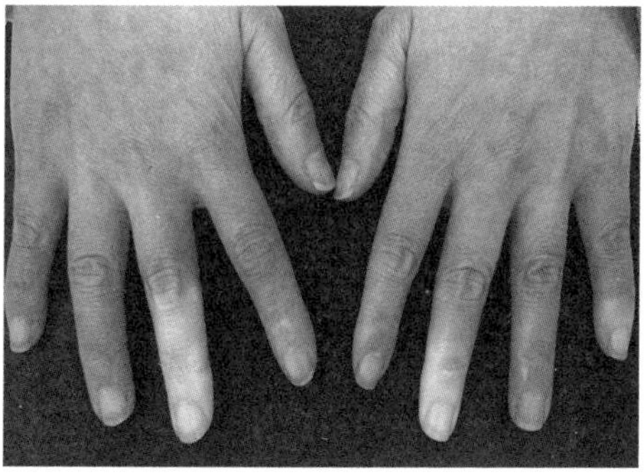

圖二 硬皮症病人手指狀況

腳背的皮膚依厚度給〇～三分，最高為五十一分。當然分數愈高，表示皮膚愈硬，範圍愈廣。

因為臨床的變異很大，高解析度電腦斷層檢查只能部分協助預測病人的肺纖維化走向。當然若是硬皮症病人在開始時並無間質性肺炎，則高解析度電腦斷層檢查就是好的預後標記，因為只有少數病人會在未來發展出硬皮症間質性肺炎。但也不能只靠一種方法來追蹤間質性肺炎的變化和嚴重度。

發表在《*Ann Rheum Dis*》2018的文章，特別提出運動測試中的血氧飽和度可做為參考，尤其當病人合併有關節炎時更具價值。其研究報告指出，當病人在六分鐘步行中測驗時，若血氧濃度低於九四％，則有三六％的機會在未來十二個月中其間質性肺炎會惡化；若同時合併關節炎，則間質性肺炎惡化的機會更可提升至八六％。

最近發表的新治療方法，包括去年剛獲得美國食藥署通過的酪胺酸激酶抑制劑（tyrosine kinase inhibitor）Nintedanib（Ofev，逆肺纖，對FVC的下降較安慰劑為優），和仍在臨床試驗中的抗纖維化藥物pirfenidone，總算為未來治療顯現曙光。因為由二〇〇六年（《*NEJM*》2006）開始，過去多年來一直僅賴癌德星（cyclophosphamide）應付，但其長期安全性則令人擔心。直到二〇一六年《*Lancet Respir Med*》才發表mycophenolate mofetil（睦體康）可成為另一選擇。研究人員也正在評估用睦體康加上pirfenidone的效力。

此外莫須瘤（rituximab）和安挺樂（tocilizumab）仍然是硬皮症合併間質性肺炎時的可能選擇，雖然其科學證據仍不明朗。但令人寬慰的是，無論哪個疾病領域，風濕科治療藥物的進展都如火如荼的在進行且充滿了希望。

肌肉炎的最新治療

一九七五年二月，Bohan A.和Peter JB於《新英格蘭》雜誌上發表了堪稱地標的重要文章，從而讓我們對肌炎（myositis）有了進一步的了解。唯同一時期，針對肌炎治療的進展卻仍非常緩慢。

英國曼徹斯特大學（Manchester U.）風濕科教授Hector Chenoy博士於二〇二一年美國風濕學院演講中，強調類固醇仍是目前治療發炎性肌炎的第一線藥物。尤其是以脈衝式的大劑量靜脈注射，來對付威脅生命的諸如心肌炎和快速惡化的間質性肺炎等併發症。但許多病人即使已使用了類固醇或強效免疫抑制藥物，仍然被頑固的病情困擾，因此研究者乃試圖在既存的藥物中，探討是否有對於肌炎具更好療效的藥物。

1. Jakinibs：

Jak（Janus kinase inhibitors）抑制劑，傳統上被用來治療類風濕性關節炎。Ladislau L.等注意到（《*Brain*》2018）罹患皮肌炎的病人在肌肉、內皮組織、皮膚、和周邊血液細胞中，第一型干擾素誘導基因（type 1 interferon-inducible gene）會上升；而第一型干擾素在肌肉母細胞分化過程中，可破壞肌肉小管生成。有了現象和病理機轉，當然就導引了治療選擇。

Ruxolitinib（Jakavi，捷可衛）可以抑制 JAK 1-2激酶，進而影響多項細胞激素及生長因子作用，實驗室中確可停止上述病理變化。少數臨床試驗的病人也顯示，無論皮膚病灶、肌肉力量、血液第一型干擾素濃度、第一型干擾素誘發基因量都獲得改進。

基於此一研究，Paik JJ（《*Arthritis Rheum*》2020）再測試tofacitinib（捷抑炎，JAK激酶抑制劑）每天十一毫克治療頑固型皮肌炎的藥效。採用了二〇一六年美國風濕學院和歐洲抗風濕聯盟共同發表的肌炎反應標準，結果顯示，測試項目的全面性明顯進步。當然他們也強調仍需要隨機、對照的臨床試驗來進一步證實。因此這是臨床上可思考的方向。

此外老藥新用也次第展開，包括：

2. Tacrolimus：

又稱普樂可復（Prograf或FK506）是一種免疫抑制劑，屬於Calcineurin Inhibitors類，主要是抑制T細胞活化後訊息傳遞。研究顯示，對肌炎合併間質性肺炎有效，包括存活率和肺功能。

3. **血漿交換術**（plasma exchange and leukopheresis）：

事實上一九九二年即有相關報告，近年來針對anti-MDA-5（melanoma differentiation-associated gene 5）陽性的皮肌炎合併快速惡化的間質性肺炎亦有助益。

4. **靜脈注射免疫球蛋白：**

一九九三年Dalakas MC即在《新英格蘭》雜誌發表靜脈注射免疫球蛋白（二克／公斤體重）的藥效，唯仍缺乏大型隨機對照試驗。

5. 傳統上，睦體康（mycophenolate）、滅殺除癌錠（methotrexate）、奎寧（hydroxychloroquine）等都仍在使用且各具效果。

最後結論，Chenoy博士認為，許多新藥都繼續在開發中，令人興奮且值得期待。

類風濕性關節炎在生物製劑治療下癌症復發的風險

已知類風濕性關節炎病人會增加罹癌的機率，主要是淋巴癌和肺癌。而生物製劑在類風濕性關節炎病人的使用方興未艾，也因為生物製劑會改變免疫系統的活性，因此擔心這些藥物會增加類風濕性關節炎病人罹患癌症的風險。雖然藥物安全的檢視已顯示這些藥物並不會增加這些過去沒有癌症的病人得到癌症的風險，但多數臨床隨機研究中，會先排除過去曾經得到癌症的病人，所以並不清楚這類病人在接受生物製劑後，是否會有新癌症的產生或讓癌症復發。

二〇二一年九月發表在《*Arthritis Care & Research*》的一項統合分析（meta-analysis）顯示，過去曾罹患癌症的類風濕性關節炎病人，在接受包括腫瘤壞死因子抑制劑、莫須瘤（rituximab）、安挺樂（tocilizumab）、或恩瑞舒（abatacept）

等生物製劑治療後，與未受生物製劑治療的病人相比，整體而言，並不會增加新生或復發癌症的風險。此一結論在臨床上頗為重要，因為大多數的新藥臨床試驗都排除了過去曾經罹患癌症的病人，而在接受生物製劑治療時，由於免疫功能的抑制，最擔心的也就是癌症的生成或復發。

此一報告，整合了十二個類風濕性關節炎病人的世代研究（cohort studies），其中一九三〇位接受生物製劑治療，五六三〇位未接受生物製劑治療。平均追蹤三・九到六・八年，過去已緩解的癌症到使用生物製劑治療間，相隔六個月到七・九年。再細分析各單一生物製劑治療的結果，在八個研究腫瘤壞死因子抑制劑的報告中，其中一四九四位使用腫瘤壞死因子抑制劑，四四五四位未使用，前者有一六四個新腫瘤，後者有四一四個新腫瘤，兩組間並無差異。

三個研究為使用莫須瘤，其中一二四位接受莫須瘤治療，有十一位有癌症復發，二八一位未接受莫須瘤治療，五十九位產生癌症，兩組間也無統計上的差別。

兩個研究特別針對乳癌復發，在四九六位接受腫瘤壞死因子抑制劑治療病人中，有四十四位新生或復發癌；在二〇〇二位未使用者中，有一四五位新生癌症。兩組間也沒有差別。

另三個研究針對子宮頸癌，在一一〇八位曾有子宮頸癌的類風濕關節病人中，接受腫瘤壞死因子抑制劑治療的病人中，有三位有癌症；而二五二六位未接受腫瘤壞死因子抑制劑治療的病人中則有六位罹癌，兩組間也無差別。

四個研究針對皮膚癌，對於非黑色素瘤沒有差別；若合併黑色素瘤，則使用生物製劑者較高。

作者也同意研究的限制在於並無癌症分期，也沒有類風濕性關節炎的活性分類，也沒有其他癌症危險因子的分析或排除。不過，這項研究成果終究讓我們鬆一口氣。

第四章
認識新冠病毒

感染新冠病毒COVID-19的症狀

美國南加州大學科學家Joseph Larsen、Peter Kuhn等，依據世界衛生組織於二〇二〇年二月十六～二十四日所收集，發生於中國超過五萬五千例確診的COVID-19新冠病毒感染病例，和二〇一九年十二月十一日～二〇二〇年的一月十九日中國資料庫中的一一〇〇個病例，研究新冠病毒感染出現症狀的順序，並於二〇二〇年八月十五日發表在《*Frontiers in Public Health*》。

結果顯示，感染新冠病毒COVID-19症狀的順序，初始是發燒、咳嗽，和肌肉酸痛，繼之是噁心、和／或嘔吐，再來才是腹瀉。

眾所周知，發燒和咳嗽經常出現在各種的呼吸道疾病，包括也由冠狀病毒引起的中東呼吸症候群（MERS）、嚴重急性呼吸道症候群（SARS），甚至其他病毒引起的流感，很難作為鑑別診斷的症狀，因此上下腸胃道症狀出現的時機和次序即變得更形重要。

依其研究，新冠病毒COVID-19感染會先出現上腸胃道（噁心／嘔吐，1-29.4%/3.6-15.9%），再出現下腸胃道症狀（腹瀉，19.4%，Am J Gastroenterology），先上後下。而MERS和SARS則相反。

此外，流感則多有感冒症狀包括鼻塞、流鼻水，成人卻少見腸胃道症狀，尤其是腹瀉。

了解症狀出現先後順序的意義，即可協助病人迅速警覺並尋求適當醫療協助，或立即採取自我隔離以免感染他人，或一旦住院可縮短住院時間；也可協助醫師快速排除其他疾病，做出正確診斷，並迅速擬定適切的治療計劃。

當然這只是機率的參考，因為也有報告指出，腹瀉可為COVID-19新冠病毒感染的初始症狀，因此臨床仍須高度警覺以免遺漏。

預防新冠病毒COVID-19的公衛觀念

美國疾病管制中心主任Robert Redfield於二〇二〇年八月十三日發表談話，認為COVID-19的橫行是本世紀最大的公共衛生危機，由於死亡人數仍不斷攀升，二〇二〇年的秋天可能是美國有史以來最糟糕的時候。因為即將進入的秋天，本就是流感好發季節。因此可以預見將面臨更大的混亂與挑戰。但即使將要進入二〇二一年秋天，仍然沒有明顯緩和的跡象。

他警告是福是禍要看美國人民的選擇，他引用英國作家查爾斯．狄更斯所著的世界文學經典名著之一《雙城記》（《*A Tale of Two Cities*》）的開卷語，「那是最美好的時代，那是最糟糕的時代」（It was the best of times. It was the worst of times.），警示危機與轉機僅一線之隔。

他認為其關鍵即在美國人民是否能持續一致性的遵行戴口罩（wear face masks）、保持六呎遠安全距離（stay 6 feet away from each other）、勤洗手（wash their hands），及避免群聚（avoid crowded gatherings）的四大原則。

世界衛生組織也提醒，病毒多在二十～四十歲年輕族群散布，因無症狀者居多，導致病毒擴散，並增加抵抗力弱者的風險。我們的中央流行疫情指揮中心也宣布，民眾出入八大場所務必佩戴口罩，包括：醫療照護機構、大眾運輸、賣場市集、教育學習場所、展演競賽場所、娛樂場所、大型活動、宗教場所，總之就是人多且雜的地方。

台灣基於堅強的醫護和國民水準，防疫的整體表現相對優於其他國家，但絕不可掉以輕心，也一樣應引以為鑑的保持警覺並落實防疫。

Delta變種病毒介紹

接種過了第二劑AZ，曾經猶豫著想混打，但既然都安排好了，也就從善如流，反正還是得自己小心。

全世界都在談Delta色變，或考慮疫苗混打的當下，分享一些較新的研究報告。

在未戴口罩、維持社交距離的情況下，源始於武漢發現的病毒株感染率大約落在二．五，即一人可以傳二．五人；而Alpha變異株，首在英國發現，傳染率已提升為四～五，約一人傳四人；Beta（B.1.351）變異株在南非發現；Gamma（P.1）變異株在巴西發現；Lambda變異株在秘魯發現；而Delta（B.1.617.2）變異株則是印度變種病毒，傳染率高達五～八，可以一人傳八人。此也印證了確診病人愈多，病毒愈囂張野蠻的地方就愈容易產生變種。

二○二一年七月二十一日剛發表在最具權威的《新英格蘭》（《*NEJM*》）雜誌的研究顯示，由於印度從二○二一年三月後，突然經歷了新冠病毒案例的大爆發；四月中旬Delta已變成印度最普遍的新冠病毒感染；五月間，每一天有超過四十萬位確診，和四千位死亡，這真是相當駭人聽聞的數據。後續證據顯示，此乃因Delta變種病毒肆虐造成。事實上，此一Delta變種病毒最早在二○二○年十二月即在印度被檢測出，至二○二一年五月十九日止，此一變種病毒已經在四十三個國家、六大洲被發現，顯示病毒移轉速度之快，台灣當然亦無法倖免。

所謂Delta變種病毒，主要是病毒的棘蛋白（S）產生變異。記得過去提到的疫苗，都是以棘蛋白作為打擊主體，或以棘蛋白mRNA穿入細胞（如莫德納、BNT），或以猿猴腺病毒搭載棘蛋白DNA進入細胞（如AZ），再製造出病毒棘蛋白，刺激人體免疫系統產生抗體和細胞免疫反應。但道高一尺，魔高一丈，病毒為了逃避被辨識、或被利用做成疫苗而猛打其痛點、或為了更快速地傳播，就不斷產生變異，病毒有智慧嗎？還是生存本能？但變臉的結果確實讓疫苗效力大減，且病毒愈來愈危險。

因此，過去發展出主要針對Alpha變種病毒的疫苗，包括AZ和BNT的效力即受到挑戰，這些人類智慧的結晶到底還行不行啊？

該篇發表的研究結果顯示，若只接種一劑BNT或AZ疫苗，其所提供的保護力相近，對Alpha變種病毒為四八・七%，對Delta變種病毒為三〇・七%。若接種兩劑BNT，對Alpha變種病毒的保護力為九三・七%，對Delta變種病毒為八八%。若接種兩劑AZ疫苗，對Alpha變種病毒的保護力為七四・五%，對Delta變種病毒為六七%。此結果顯示，為提高保護力，至少接種兩劑疫苗應該是必須的。

接種完第一劑疫苗後，另一個令人困擾的問題隨之而來，是否混打兩種不同疫苗會增強保護效力？根據二〇二一年七月十四日發表在《新英格蘭》雜誌上的文章，研究受試者包括八十八位健康照護者（醫療第一線工作），在九～十二週前，已先接種第一劑AZ疫苗。第二劑接種時，三十七位仍然選擇相同的AZ疫苗，其平均年齡為四十六歲（二十八～六十二歲）；五十一位則改接種莫德納疫苗，其平均年齡為四十歲（二十三～五十九歲）。

在第二劑注射前、注射後的七～十天、及注射後三十天，分別抽血檢驗，並分別測試棘蛋白專一抗體、受體結合域（receptor-binding domain, RBD）專一免疫球蛋白、和血清中和抗體。

因為一個名為「N501Y」的變異，改變了病毒棘（spike）蛋白的最重要部位：受體結合域（receptor-binding domain），讓病毒更容易侵入人體細胞：因為這是病毒棘蛋白首先與人體細胞表面接觸的地方，也因此傳播力大增。真的很想知道病毒智商，這麼聰明的人類挾其高科技還陷入僵局，被逼得蒙面禁足還心驚膽顫。

結果顯示，在第二劑接種前，兩組的三種抗體表現相似，即起跑點一致，當然由於他們打的都是AZ疫苗，理所當然。第二劑若仍接種AZ疫苗，七～十天後，前兩種抗體成長了五倍；若第二劑接種換成莫德納疫苗，則第一種抗體成長一一五倍，第二種抗體增加一二五倍（約二十倍差異），且三十天後，兩組抗體效價皆未改變。另中和抗體在七～十天後，兩組則有十倍（同種疫苗二倍，異種疫苗二十倍）差異。三十天後，兩組抗體會再增加一・六～一・七倍。而中和抗體的結果也顯示，對變種病毒的效力，兩種混合要大於同種疫苗。

不過，若接種兩種不同疫苗，確實較接種同種疫苗更容易產生發燒、頭痛、冷顫、肌肉酸痛等副作用，但強度則類似，也許這就是必須付出的合理代價。

結論是，若九～十二週前已先接種AZ疫苗，第二劑再接種mRNA疫苗，確可有效刺激原第一劑所引發B細胞的記憶，產生足量抗體，對於變種病毒的保護力也較兩劑相同為佳。

該篇論文並建議，若已接種兩劑AZ疫苗，mRNA疫苗或也可考慮作為第三劑追加疫苗的選擇。當然原作者也特別提醒，因參與研究人數少，結果僅能作為參考。全球防疫名列前茅的以色列已率先宣布，八月一日起，六十歲以上者將追打第三劑BNT疫苗，以減弱Delta病毒的威脅。以色列全國疫苗接種率已達六〇%，是少數已達群體免疫的國家，還要再加打。而根據《*Nature*》自然雜誌報導，低收入國家只有不到一%的人口接種新冠疫苗，生命的價值原來並不等量！唯目前疫苗接種的概念，仍然是有打勝於沒打，快打勝於慢打。

二〇一九年新型冠狀病毒

二〇一九年新型冠狀病毒肺炎（2019-nCoV）疫情持續擴散，依然是目前全世界最受矚目的醫藥大事。

二〇二〇年二月七日武漢大學中南醫院（Zhongnan Hospital of Wuhan University）團隊在《美國醫學會雜誌》（*JAMA*）發表的文章顯示，一三八位住院病人，平均年齡五十六歲（由二十二～九十二歲），七十五位（五四・三％）為男性。

較受矚目的是四十位（二九％）醫護、十七位（一二・三％）病人，疑似有源自醫院的院內感染（相同病房的醫護同仁和病人群聚感染，且可追溯可能來源）。顯示二月初第一線工作的醫護人員就面臨極高的風險，這點深深值得台灣醫界引以為戒。

臨床常見的症狀包括發燒一三六位（九八・六%）、倦怠九十六位（六九・六%）、乾咳八十二位（五九・四%）。實驗室檢驗中，淋巴球下降九十七位（七〇・三%）、凝血時間延長八十位（五八%），LDH提高五十五位（三九・九%），所有病人的胸部電腦斷層檢查皆有兩側肺浸潤影像。病人多（一二四位，八九・九%）接受抗病毒治療（oseltamivir, Tamiflu〔克流感〕），許多再加上抗生素（moxifloxacin : Avelox〔威洛速〕，六四・四%；ceftriaxone : Rocephin〔羅氏芬〕，二四・六%；azithromycin, Zithromax〔日舒錠〕，一八・一%），和類固醇的治療（四四・九%）。

其中三十六位病人因為急性呼吸窘迫症（六一・一%）、心律不整（四四・四%）、休克（三〇・六%）等併發症轉入加護病房。由一開始出現症狀到呼吸困難約五天，到住院約七天，到產生急性呼吸窘迫症候群（ARDS）約八天。顯示病情的變化相當急速。病情嚴重的多是年齡較大、有其他潛在慢性病、有呼吸困難或食慾不佳等現象者。其死亡率為四・三%。

此外，中國權威病毒專家鍾南山的研究團隊，二〇二〇年二月十日刊登在醫藥類論文預印本平台MedRxiv上，這些尚未經過同儕審稿的最新新型冠狀病毒研究論文，共收集全中國三十一個省分，五五二家醫院，一三三四案例，其中實驗室確診一〇九九例，是目前研究樣本數最多的新型冠狀病毒論文。

其結果顯示，病人平均年齡四十七歲，女性佔四一・九%，有野生動物接觸史僅一・一八%，近期到過武漢三一・三%，有接觸過武漢人七一・八%。最常見的症狀類同，包括：發燒（八七・九%）、咳嗽（六七・七%），但強調這些都是住院病人的分析，真正疾病早期未必發燒（只佔四三・一%），台灣也出現無症狀確診者，因此不能拘泥於發燒一症。就台灣而言，當時因尚無社區感染，旅遊接觸史仍是相當重要的。另平均潛伏期僅三天（〇～二十四天），潛伏期最短〇天，最長高達二十四天，其變化多端，都值得我們高度警覺。

新冠病毒與腦

新冠病毒COVID-19最受矚目的症狀應屬肺炎和呼吸窘迫。但也有許多其他症狀和可能和中樞神經系統有關。

雖然迄今仍不清楚SARS-CoV-2病毒是否可進入腦中，但二〇二〇年十二月二十一日發表在《*Nature Neuroscience*》的研究文章顯示，以老鼠當實驗動物，病毒的棘蛋白（spike protein, S1蛋白質，為病毒結合蛋白）可通過血腦障壁（blood brain barrier）進入腦中，因此強烈顯示答案是肯定的。

他們是先以放射性碘接合S1蛋白質做標記，靜脈注射到公老鼠身上，並在腦組織中發現放射碘。同時在肺、脾臟、腎臟、肝臟也同時發現。若由鼻腔中加入（吸入），也可在腦組織中發現，只是濃度僅為靜脈注射的十分之一。

此外，老鼠性別並不影響腦組織對S1的吸收，但S1經由嗅球和腎臟的傳輸，公鼠較母鼠為快。此觀察或許可解釋男性較女性受感染後症狀和預後更為嚴重的原因。

事實上，冠狀病毒包括在二〇〇三～二〇〇四年造成感染風暴的SARS病毒即已顯示可通過血腦障礙。且由臨床症狀觀察，有關中樞神經系統的症狀包括：失去味覺、嗅覺、頭痛、抽搐、神智混亂、視覺損傷、神經痛、暈眩、噁心、嘔吐、肢體偏癱、走路不穩、中風、腦出血等都是中樞神經系統受侵犯的佐證。

由於S1蛋白質可刺激腦組織釋放細胞激素及發炎介質而產生症狀和破壞，且影響可持續甚久，不得不令人更提高警覺。

新冠病毒疫情對生育率的影響

國發會於二〇二〇年八月十八日公布台灣總人口數將於今年正式轉為負成長。主因是孕齡婦女人數逐年減少，國人壽命延長，故今年出生數將低於死亡數。其中新冠病毒疫情導致遷徙到台灣的人口減少也是原因之一。並預估二〇二五年我國將進入六十五歲以上人口比例超過兩成的超高齡社會。

新冠病毒COVID-19的疫情導致民眾足不出戶，一般人印象上多反射性的認為會提升生育率，想像如同在四面環海荒島上受困的男女，無從選擇的增產報國，人們猜測或許疫情再久一點會產生嬰兒潮，有益倒金字塔的人口結構，百害或有一利。但事實真是如此嗎？

發表在二〇二〇年八月十五日美國《*SEXUAL HEALTH*》雜誌的文章，開宗明義就說，整體而言，新冠病毒COVID-19的問題改變了美國人的性生活，且報告顯示多半更差。

最近美國印地安那大學的研究，以二〇二〇位美國成年人為樣本，發現將近一半（四九・二%）的人性生活變差，此外NBC News poll線上調查一萬一千位參與者，也發現超過一半認為新冠病毒疫情對性生活的影響是負面的。

令人好奇，到底是什麼原因？怎麼跟想像不同？

研究發現，許多人處在自我隔離期或禁足家中，對自身形象的感覺變差，自覺的個人性感度也下降。心理學家認為，如果長時間居家，就比較隨便邋遢，也沒有固定健身，當然會降低自我認同，對性伴侶也會有同樣的感覺，而成為只是熟悉的身影，卻降低了性慾。

套用馬克吐溫一九三五年著作《Notebooks》中的一句話：Familiarity breeds contempt and children，指關係太過親近、親密可能導致態度變得輕慢或有了孩子。

但事實上，新冠病毒COVID-19的危機似乎並未造成嬰兒潮，反而是三成以上的伴侶認為，足不出戶的壓力增加了彼此的爭執摩擦，產生負面影響。甚至有四分之一的伴侶因為疫情反而限制了彼此的約會、見面、共處。雖也有部分伴侶用電話或視訊滿足彼此親密關係和性需求，但卻生不出小孩。

● 年齡和居住地的影響

年齡在十八～三十四歲間性生活有十四％的降低，年齡在三十五歲以上有四％的增加。年輕人的降低可能是因為通常未必住在一起，疫情影響了交通，所以見面的機會變少。就地域性來看，住在佛羅里達州的居民有十四％增加，住在加州的居民卻有十九％的下降。可能是表示各州之間的居所限制規定不同，其他地區如賓州下降十五％、紐約下降十一％、德州下降十一％、伊利諾州下降三％。

調查顯示，疫情使人們感覺沮喪和孤獨，當然也減少了彼此的親密行為。因此期待新冠病毒COVID-19疫情持續，強迫伴侶相聚，以增加生育率的想法可能未必真實，提高生育率仍得另謀他策，甚至讓疫情早日平息。這份報告讓我們了解想當然爾者常未必為真。科學的問題還是要科學回答。

第五章
新冠病毒與疫苗

美國三種新冠病毒疫苗與英國AZ疫苗的比較

我們已在新冠病毒COVID-19的嚴重威脅下撐了將近一年。現在的世界，已進入防疫的下一個重要階段，即以疫苗接種來嘗試走出威脅，度過危機，看是否人定勝天。

但這一階段也同時浮現新的問題，也是我們未來可能要面對的。如有限的疫苗該如何分配？疫苗接種的先後順序？口罩要戴到何時？甚至若得過新冠病毒且痊癒後，是否仍需要接種疫苗。

以上這些問題對正在發展中的疫苗應一體適用。若簡短且快速的回顧疫苗發展史，可知新型疫苗發展的成功率僅約七％。換句話說，在目前超過二〇〇種正準備做臨床試驗的新冠病毒疫苗中，根據過往經驗，其中至少應該有十四種疫苗可獲得成功。

以現在可獲得的資訊，美國的Pfizer（輝瑞）／德國BioNTech、美國的Moderna（莫德納）（以上疫苗皆獲得美國食藥局核可）、Novavax（諾瓦瓦克）、Johnson & Johnson（嬌生藥廠），英國的AstraZeneca（阿斯特捷利康製藥）、GlaxoSmithKline（葛蘭素史克），和中國的CNBG，都已報告其所製造的疫苗對新冠病毒有八〇～九五%的保護率，這已是極為難得的成就，但實際整體生產量在臨床上可能仍不敷使用。

由免疫學及生物倫理學的觀點來看，由新冠病毒痊癒的病人仍應接受疫苗接種。首先即使痊癒仍可能會再度感染，正如同我們可能反覆得到皰疹病毒感染一般，但在接種疫苗後則可得到較長時間的預防效果。發表在《*Science*》上的研究文章顯示，在感染後，包括血液中的抗體及已獲記憶可立即反應的B、T細胞等可持續六～八個月。近日莫德納藥廠更宣稱其疫苗的免疫效力至少可持續一年。

此外，疫苗接種不但可保護暫免於新冠病毒感染，也可同時對抗其他的病毒。已有很多經驗報告顯示，接種疫苗對抗麻疹、流感、或肺結核，可產生淋巴球幫助保護對抗新冠病毒。且為何年輕的孩童不會產生嚴重的新冠病毒感染，可能原因之一即孩童的常規疫苗接種，強化了其整體免疫力。

此外臨床上，在由其他病毒獲得的資訊中，也無法顯示若在某種感染痊癒後，再接種疫苗會產生任何有害的副作用。由生物倫理學的觀點，所有醫療人員都應接受疫苗注射，且越快越好。在非流行期間，當然應尊重他們保有自主性、選擇何種疫苗、及是否接種。但在流行期，必須要所有的醫療人員免於感染的威脅，且若獲得群體免疫，我們才可能恢復到正常生活，而可以不必再戴口罩跟保持所謂的社交距離和隔離。

附表顯示目前三家最熱門藥廠疫苗之間的差異性，資料來源為美國CDC網站及《*New York Times*》。

	輝瑞	莫德納	阿斯特捷利康AZ
疫苗種類	RNA信息核糖核酸	RNA信息核糖核酸	DNA去氧核醣核酸
保護效力	95%	94%	90％（先半劑/後全劑）
儲存溫度（攝氏）	零下60-80度	零下15-25度	2-8度
使用劑量	相隔21天，肌肉注射2次各30毫克	相隔28天，肌肉注射2次各100毫克	相隔4-12週肌肉注射2次
單劑價格	美金19.5元	美金34-37元	美金3-4元
2021年預估供應量	10億劑	5-10億劑	1-2億劑
適用年齡	16歲以上	18歲以上	18歲以上

根據二〇二一年三月五日美國MedPage Today的三種疫苗的比較報告，再加上AZ疫苗資料，依1.、2.、3.、4.順序說明。

- **製造公司：**

1. 輝瑞／BNT（Pfizer/BioNTech）。
2. 莫德納（Moderna）。
3. 嬌生（Johnson & Johnson）。
4. 牛津-AZ（AstraZeneca）。

- **疫苗名稱：**

1. BNT162b2。
2. mRNA-1273。
3. Ad26.COV2.S。
4. AZD 1222。

● **疫苗種類：**

1. mRNA疫苗。
2. mRNA疫苗。
3. 腺病毒載體疫苗。
4. 腺病毒載體疫苗。

● **接種時序：**

1. 二劑間隔二十一天（每劑三十微毫克）。
2. 二劑間隔二十八天（每劑一〇〇微毫克）。
3. 一劑。
4. 二劑間隔八～十二週。

● **有效率：**

1. 第二劑七天後達九五%。

2. 第二劑十四天後達九四・一％。
3. 接種二十八天後，中重度感染：七二％（美國）、六六％（全球）；嚴重感染：八五％。
4. 接種第一劑二十二天後：七六％；第二劑：八一・三％。

- **美國訂購：**

1. 三億劑。
2. 三億劑。
3. 三億劑。
4. 三億劑。

- **儲存：**

1. 攝氏負八十度以下～攝氏負六十度以下，六個月；攝氏二～八度，一個月。
2. 攝氏負二十五度以下～攝氏負十五度；攝氏二～八度，一個月。

3. 攝氏負二十度以下，二年；攝氏二～八度，三個月。

4. 攝氏二～八度。

● **副作用：**

1. 頭痛、倦怠（主要在第二劑後），及注射處疼痛、畏寒、關節痛。通常超過五十五歲者症狀較輕，約持續一～三天。

2. 發燒、畏寒、頭痛、肌肉酸痛（第一劑後六〇％，第二劑後八〇％）。

3. 頭痛（三九％）、倦怠（三八％）、肌肉酸痛（三三％）、噁心（一四％）、發燒（九％），並有血栓風險。

4. 注射處紅腫疼痛（五四・二％）、頭痛（五二・六％）、倦怠（五三・一％）、肌肉酸痛（四四％）、發燒（七・九％）、畏寒（三一・九％）、關節痛（二六・四％）；較少見者包括：噁心、嘔吐、腹瀉、胃口不佳、暈眩、盜汗、腹痛、淋巴腺腫大，並有血小板減少和血栓風險。

● **變種病毒效力：**

1. 南非、英國變種的抗體效價降低三分之二，但有效率仍為九七～一〇〇%。
2. 南非變種的抗體效價剩六分之一；對英國變種則無影響。
3. 南非變種的有效率為五七～六四%。
4. 印度變種的有效率為六〇%、英國變種的有效率為六六%。

● **如果混打：**

英國牛津大學Matthew Snape副教授在五月二十九日《刺胳針》（《*Lancet*》）雜誌中發表，針對五十歲以上成年人的研究顯示，混打AZ＋輝瑞疫苗比兩劑AZ，出現發燒比例多二四%（三四%～一〇%）；混打輝瑞＋AZ疫苗比兩劑輝瑞，出現發燒比例多二一%（四一%～二〇%）；且不論倦怠、畏寒、肌肉痛、關節痛，都有類似比例增加，顯示短期全身性免疫反應增強。唯並沒有因這些副作用需要入院治療的個案，也沒有發現血小板減少個案。但抗體產生的量及疫苗保護力猶待未來追蹤檢測。

疫苗有效率

一則由美國華盛頓大學微生物學Deborah Fuller（黛博拉・富勒）教授所發布的訊息，探討所謂疫苗有效率（efficacy rates）的迷思，令人茅塞頓開，和大家分享。

源起是嬌生公司今年三月初，要送六二〇〇劑只需注射一針的疫苗給美國底特律市，卻被拒絕，理由是他們堅持要提供效率最高的疫苗給市民。

當然根據已公布的疫苗有效率，輝瑞為九五%，莫德納為九四%，Sputnik V（俄羅斯）為九二%，Novavax為八九%，AZ僅六七%，嬌生為六六%。數字相差懸殊，讓大家猶豫不決。

富勒教授特別點出，疫苗的臨床試驗，是在受控研究環境中計算疫苗接種後可減少有病徵感染確診的比例，如某藥廠的大型臨床試驗共包含四三・三萬人，分為疫苗組與對照組，分別正常生活數月後追蹤感染狀況。結果有一七〇人遭病毒感染，其中八位屬接種疫苗組，一六二位屬無疫苗接種對照組。

九五%有效率並非代表每一〇〇位接種者，可能還會有五位衰蛋仍被感染，而是以每一個體為單位，在疫苗接種後較未接種疫苗者，可減少九五%的罹病率。

但富勒教授提到研究的陷阱和盲點在各疫苗試驗的時機點不同，區域也不同。輝瑞和莫德納起步較早，在去年夏季開始，當時疫情也才剛開始，但後期才開始進行的測試，已是疫情慘重的狀況；且有些試驗在南非、巴西執行，衛生習慣，衛生條件，民情教育等因素更為複雜，尤

$$\text{疫苗有效率（efficacy rates）}=\frac{\text{無疫苗接種對照組發病數}-\text{疫苗接種組發病數}}{\text{無疫苗接種對照組發病率}}$$

$$=\frac{162-8}{162}=95\%$$

其後期已有變種病毒，顯然試驗並非在同等狀況下的競賽，自然數據的差異就有更多討論空間。這樣的比率是否在真實世界放諸四海皆準，就值得商榷了。

此外對於疫苗應有的概念即為，疫苗接種並非罩上百毒不侵的鐵布衫，病毒是看不出誰打了疫苗或誰沒打，只是疫苗接種過的人預先喚起免疫系統備戰，一旦遭受入侵，因為對方已是登記有案的流氓，可快速打擊圍堵減少傷害，包括住院重症或死亡。亦即在由不感染、無症狀感染、輕症感染、中症感染、重症感染、住院或加護病房、到死亡的光譜中，盡量向左移。而這種效果各家疫苗其實是都具備的。

結論就是只要是被認可的疫苗，若無明顯禁忌，就該努力施打，有得打就快打，目的在減少病毒危害，把滿街殺手變成只是交通違規嗆聲的，重症變輕症或無症狀，讓疫情及早落幕。

AZ疫苗與血栓

由於台灣早期主要施打AZ疫苗，許多媒體報導血栓的風險，引起大眾擔心，閱讀資料中，不幸適巧看到台灣也有一位三十多歲男性，在接種AZ疫苗後產生血栓，將所讀與大家分享。

根據五月七日英國國家廣播公司（BBC）針對牛津的AZ疫苗報導，英國目前超過三九〇〇萬人口（英國二〇二一年人口數六八一七萬）已接種第一劑疫苗，約為成年人口的七五%；另約二五〇〇萬人口接種了第二劑。英國目前有四種被認證可使用的疫苗，包括AZ、輝瑞、莫德納，和嬌生。

英國藥物及保健產品管理局（Medicines and Healthcare Products Regulatory Agency, MHRA）發布AZ疫苗的整體評估，認為對大多數人的好處超過風險，即利大於弊。

英國疫苗和免疫聯合委員會（JCVI）最近建議英國政府，十八~三十九歲成年人，如果沒有潛在的健康問題，如果不至於耽誤疫苗接種，且在可以獲得其他疫苗的原則下，則建議可提供其他選擇。

MHRA的建議，是因為在年輕的AZ疫苗接種成人群中，會有極少數但確實高於正常族群的血栓問題。血栓的風險，在四十歲的年齡層粗估大約是十萬分之一，但在三十歲的年齡層，則升高為約六萬分之一。

基於目前已知的數據，他們建議：

1. 任何人在接受第一劑疫苗注射後，若有發生血栓狀況，則不應接受第二劑。
2. 若已有可能會增加血栓風險的血液方面疾病，則唯有在益處超過風險時，才建議使用AZ疫苗。
3. 懷孕婦女應和其產科醫師充分討論接種AZ疫苗的益處和風險。

MHRA針對接受AZ疫苗注射所產生血栓的少數病例做了研究。到四月二十八日為止，在二八五〇萬接受AZ疫苗接種者中，有二四二例血栓（〇・八四九人／十萬人），其中四十九位死亡。MHRA評估在正常族群產生血栓的比例大約是每一〇〇萬人中會有四例（〇・四人／十萬人），不過因為案例太少，數字就較難確實，也無法證實疫苗與血栓間的因果關係。

毫無疑問，對大多數人而言，AZ疫苗的接種可減少病毒感染後的重症住院和死亡，此即其利之所在。但對較年輕族群，則需在利弊間做到更精細的平衡（finely balanced）。

MHRA建議任何人在接受AZ疫苗注射四天後，若有下列症狀，應立即尋求醫療協助。

1. 嚴重或持續的頭痛。
2. 視力模糊。

3. 胸痛。
4. 呼吸急促。
5. 腿腫。
6. 持續腹痛。
7. 皮膚瘀青。
8. 針點狀出血。

此外，MHRA的研究分析，AZ疫苗對英國變種病毒仍然有效，但對南非變種病毒效果受限，卻也能免於嚴重的威脅。

其實各類疫苗都難以完全避免產生副作用，正如同吃藥一樣，除了基本上利多於弊的概念，科學的知識與數據會讓我們不致驚懼，只要提高警覺多一份注意就會更為安心。

Delta變種病毒與疫苗第三劑

在美國，目前每天平均有二十萬新增的新冠病毒感染病例，而Delta變種病毒已經佔其中的九八％；在英國更高達九九％，且Delta變種病毒已經相繼在美國五十州被發現，其散播力自然不容小覷。台灣這一波疫情也以Delta變種病毒為主，因此相關資訊愈發值得關注。

根據《英國醫學雜誌》（《*BMJ*》2021 June 15）發表的文章，Delta變種病毒較Alpha變種病毒的傳播力多六〇％。尤其是疫苗接種率偏低的地方更容易產生感染。美國疾病管制與預防中心（CDC）主任Rochelle Walensky醫師在八月初即警示，因為COVID-19病毒感染而死亡的病人，九九・五％都是完全未接種疫苗者。並進一步強調，接種疫苗可預防Delta變種病毒引起的嚴重病情、住院、和死亡。可見疫苗接種的重要性已毋庸置疑。

英國的一份報告（Public Health England 2021 June 14），根據一四〇一九位感染Delta變種病毒病人的資料顯示，若已接種兩劑BNT疫苗，兩週後，對於Delta變種病毒產生症狀的疾病有八八％的保護力，且九六％可免於住院；若僅接種一劑，則保護力僅三三％（對Alpha可達五〇％）。而若接種兩劑AZ疫苗，其免於住院率為九二％。

發表在《自然雜誌》（《*Nature*》July 2021）的研究顯示，若僅接種一劑BNT或AZ疫苗，對Delta變種病毒幾乎沒有任何保護力；但若接種兩劑，保護力即可達九五％。

蘇格蘭發表在《刺胳針》（《*Lancet*》2021 July 26）雜誌的報告顯示，在接種兩劑BNT疫苗十四天後，對Delta變種病毒有七九％保護力。

印度，是Delta變種病毒發源地，其研究發表在《新英格蘭雜誌》（《*NEJM*》

2021 July 21），顯示兩劑BNT疫苗對Delta變種病毒的保護力可達八八%，一劑則僅為三六%。這些發表在享譽國際雜誌上的研究都強調對於預防Delta變種病毒的感染，完成兩劑疫苗接種的重要性。

● 何時應追加第三劑

輝瑞公司於二〇二一年七月二十八日公開的臨床試驗結果顯示，追加第三劑疫苗，較兩劑，在十八~五十五歲間，可產生五倍對抗Delta變種病毒的抗體；在六十五~八十五歲間，抗體量更可達十一倍。也因此一研究，使以色列決定六十歲以上民眾，可開始預約接種第三劑。以色列衛生部則聲稱，根據他們自己的數據也顯示，若於二〇二一年四月接種完兩劑BNT疫苗，對Delta變種病毒仍有七五%保護率，但若於一月即已接種完兩劑疫苗，則保護率已降為的一六%。唯他們也同意，無論如何，完成兩劑疫苗接種，確可減少嚴重疾病的發生。

美國CDC則到目前為止，也只對諸如接受器官移殖或罹患癌症病人，所謂免疫力缺損者，建議追加第三劑。

莫德納疫苗也有一些實驗室的數據發表，完成兩劑疫苗接種，對Delta變種病毒的保護力介於六六～九五％之間，基本上類似於BNT疫苗，但因為多由未經過同儕審查的雜誌發表，僅能列入參考。

第六章

風濕免疫疾病與新冠病毒及疫苗接種

全身性自體免疫風濕病人感染新冠病毒的研究

發表在二〇二一年六月美國風濕學院官方雜誌《*Arthritis Rheum*》的文章，特別針對全身性自體免疫風濕病人感染新冠病毒（COVID-19）的後果，與一般人做比較。這也是我們病友常問的問題。

作者們利用大型多中心電子病歷網路做研究基礎。收集全身性自體免疫風濕病診斷碼、新冠病毒診斷碼、或陽性分子檢驗（PCR）報告，分成有全身性自體免疫風濕病與無全身性自體免疫風濕病兩組，並配對成相近的年齡、性別、種族、身體質量、以及其他共病後，分析比較確診新冠病毒三十天內包括住院、住加護病房、使用呼吸器、急性腎衰竭需要移植、缺血性腦中風、靜脈栓塞、死亡的結果。

在二三七九位新冠病毒感染且合併全身性自體免疫風濕病病人中，平均年齡為五十八歲，七九%為女性，其中一一八一位為類風濕性關節炎、五二八位為全身性紅斑性狼瘡、三七一位為乾燥症、九十二位全身性硬皮症、七十九位皮肌炎、一七五位全身性血管炎、二〇〇位乾癬性關節炎、七十六位僵直性脊椎炎，一八八位其他結締組織病，可謂範圍甚廣。

結果顯示，當和一四二七五〇位新冠病毒感染但未具全身性自體免疫風濕病病人（平均年齡四十七歲，五四%女性）做比較時，合併有全身性自體免疫風濕病者有明顯較高的住院率、入住加護病房率、急性腎衰竭，和靜脈栓塞比率；唯在使用呼吸器和死亡方面，則兩組並沒有明顯差異。

此研究結果需要特別注意，畢竟罹患自體免疫風濕病的病人，有先天的免疫缺陷，以及後天的使用免疫抑制劑，因此得到新冠病毒感染時病情確實可能加劇。是故，提醒我們的病人一定要做好個人防護措施，如戴口罩、勤洗手、保持社交距離、避免群聚，並盡早接受疫苗注射來保護健康。

COVID-19疫苗的效力與對自體免疫病人的建議

許多病人因擔心疫苗的效力而不斷詢問，花了些時間閱讀並整理資訊如下：

二〇二一年二月二十六日在World Pharma News的報導，由美國Clalit Research Institute和哈佛大學的合作，分析世界最大之一的整合性健康紀錄大數據庫，檢視輝瑞藥廠研發之新冠病毒COVID-19疫苗的效果。該項研究在以色列進行，因為以色列的疫苗接種率目前是全球最高。

此研究的結果驗證並完整了先前輝瑞藥廠（Pfizer/BioNTech）的第三期隨機、臨床研究的報告。輝瑞藥廠的二一七二〇位接種疫苗的試驗結果，主要是針對有症狀感染的保護力，但並未評估接種後避免產生嚴重疾病的疫苗效力。而Clalit Research Institute剛發表的研究因量體較大，故可更細微的評估疫苗預防各種狀況的效應。

該研究以二〇二〇年十二月二十日以色列開始接種國家疫苗為起點，一直進行到二〇二一年二月一日。此一階段也是以色列第三波跟最大的一波新冠病毒感染的期間，尤其是變種病毒已變成主要的菌種，當然更具參考價值。

在五九六六一八位十六歲以上的接種個體中，有十七萬是超過六十歲。所有數據再與五九六六一八位等量但未接受疫苗接種的個體做仔細的比對，並觀察有症狀感染與產生嚴重疾病的風險、健康狀態，以及尋求醫療協助的行為。參與者並可視疫苗接種的狀況，動態的跨群，如其中近八・五萬位個體，即從未接種疫苗群進入已接種疫苗群。

結果顯示，接種完畢者（在第二劑七天後），產生有症狀COVID-19感染的風險下降九四％，嚴重疾病下降九二％。若在第二劑接種前（第一劑後的十四～二十天）評估，疫苗的效力較低，產生有症狀的COVID-19感染的風險下降五七％，嚴重疾病下降六二%。不過因為數目仍不足，並無法評估死亡率的下降。

此外，研究也顯示，疫苗的效力並沒有年齡差別，即使已超過七十歲，仍然相同。而另外評估參與者的各種分類，預防有症狀感染的效力，在共病較多者（另有其他如心血管疾病、糖尿病等）似乎較低，唯並無統計學意義。

此結果顯示，疫苗接種的效力無庸置疑，且不受年齡或是否有其他疾病影響。

COVID-19疫苗與自體免疫疾病

病友最關心的是「接種疫苗能否產生自體免疫反應」這一部分，可能因為參與的自體免疫疾病病人數目較少，目前並沒有正式研究針對自體免疫疾病病人的報告。唯美國風濕學院主持新冠病毒專案的主席Jeffrey Curtis醫師，剛推出他們的建議，雖然大型研究的資料受限，但自體免疫和發炎性疾病的病人的確有較高比例會發展出必須住院且預後較差的感染。基於此一考量，美國風濕學院在沒有其他進一步資料出來之前，目前仍認為接種疫苗的利益超過疫苗接種後可能產生的自體免疫反應，或疾病活躍的風險。

另已知新冠病毒感染在黑人、拉丁族群、原住民的預後較差，有較高比例會產生嚴重疾病或死亡。當然也可能跟其收入、居住狀況、健康照護較差有關。

目前根據美國National Resource Center on Lupus共識的意見是，自體免疫疾病的病人接種疫苗要遠比不接種為安全。因為此類疫苗並不含有活性病毒，只是mRNA的片段或者是mRNA，是讓細胞製造特別的棘蛋白，並產生抗體。可惜的是，輝瑞和莫德納藥廠的試驗皆排除了接受免疫抑制劑治療的志願者，因此目前並沒有任何有關這方面的報告。

對自體免疫疾病或風濕疾病病人來說，主要的考慮是疫苗接種的時機。目前美國風濕學院的建議是：

1. 使用滅殺除癌錠、JAK抑制劑、癌德星者，接種疫苗後需停用一週。
2. 使用abatacept或rituximab（莫須瘤）者，再稍延後。

一般而言，狼瘡用藥並不會影響疫苗功效，除非正在使用大劑量強效免疫抑制劑，美國風濕學院建議可和專科醫師討論後找適當時機接種。根據美國疾病管制預防中心（CDC）建議認為，目前沒有任何理由認為接種疫苗會造成狼瘡或其他自體免疫發炎性疾病的加劇或惡化。

事實上目前仍然因為數據不足，而無法對於自體免疫病人接受疫苗注射提供更明確且科學的建議。已知的輝瑞和莫德納的疫苗基本上都還算安全且有效，因此美國風濕學院基於過去對於疫苗的經驗，仍建議自體免疫的病人應接受此類疫苗注射，且利遠多於弊。

至於國內進口的AZ疫苗，是以猿猴腺病毒為載體，帶著可產生新冠病毒棘蛋白的基因，對於自體免疫病人或正使用免疫抑制劑者，依據疾管署建議，仍需特別留意，並應與相關醫師充分討論後決定。

風濕疾病與疫苗接踵

考量門診許多病人的詢問和憂慮，將根據美國風濕學院於二〇二一年三月四日發布的風濕及肌肉骨骼疾病病人接種COVID-19新冠病毒疫苗的指引，發布系列文章提供參考。

- **在專家間具中度以上共識的一般性通則：**

1. 風濕科的健康照護者有責任和病人共同討論，並決定疫苗注射的可行性。
2. 考量風濕疾病及所接受治療等相關因素的複雜性，並考量年齡性別的影響後，自體免疫和發炎性風濕疾病的病人相較於一般民眾，在疫苗接種後，確實有較高需接受住院治療和成效較差的風險，故更要保持警覺。
3. 唯著眼於若遭受新冠病毒感染後的風險，自體免疫和發炎性風濕疾病的病人較一般民眾，仍應更優先選擇接種疫苗。

4. 除非已知對疫苗過敏，自體免疫和發炎性風濕疾病的病人，就接受疫苗注射而言，並無其他不同於一般人的禁忌。

5. 自體免疫和發炎性風濕疾病的病人，若正在使用免疫抑制劑治療，則對於疫苗接種後的保護性抗體產生的反應，其幅度與效期均比一般人為低、為短。

6. 自體免疫和發炎性風濕疾病，確實可能在疫苗接種後變得活躍或加重。然而，接種的保護性效益卻仍然超過其潛在的可能風險，即接種疫苗的整體利大於弊。

● **風濕及肌肉骨骼疾病病人接受COVID-19疫苗接種的建議：**

1. 除歐洲和美國食藥署認證的年齡限制（二〇二一年一月前須在十六歲以上）外，風濕及肌肉骨骼疾病和自體免疫發炎性疾病的病人應接受疫苗注射。

2. 風濕及肌肉骨骼疾病和自體免疫發炎性疾病的病人，只要使用了免疫調節劑治療，其疫苗接種的考量相同。

3. 美國目前正使用中的兩種m-RNA疫苗（輝瑞、莫德納），並無優越性差異，故皆可依可近性接種。而對於與腺病毒載體疫苗（AZ）的安全性比較，則美國食藥署直至今年四月中仍尚未發布。

4. 若需接受多劑疫苗注射，則強烈建議自體免疫發炎性疾病的病人，即使在第一劑注射時產生副作用，只要不甚嚴重，仍應接受相同疫苗注射。

5. 健康照護者不應例行性的檢測病人對棘蛋白或核殼蛋白的抗體產生量，來評估疫苗注射後的免疫力；也不應對未接種者做是否需接種疫苗的需求評估。

6. 疫苗接種後，風濕和肌肉骨骼疾病病人，仍應繼續遵循公衛指引，包括保持社交距離及相關被要求的預防措施。

7. 自體免疫和發炎性風濕疾病病人的家庭成員，和與其頻繁接觸者，如可能，亦應接受疫苗注射，以加速產生所謂作繭式隔絕（cocooning effect）效應保護病人。

自體免疫和發炎性風濕疾病的病人應盡早接種疫苗，雖然理想上是病情控制愈穩定愈好，但其實不需要過度擔心病情的活躍性和嚴重性，這部分可請了解病情的專科醫師協助判斷。

這應該是非常實用的臨床指引。罹患風濕和肌肉骨骼疾病的病人，在使用免疫抑制劑中，又要接受COVID-19新冠病毒疫苗注射，當然令人進退失據、左右為難。美國風濕學院的指引清楚簡明，可提供醫病雙方參考。

- **建議使用藥物：**

1. 奎寧（hydroxychloroquine）、OTEZLA®（apremilast，選擇性磷酸二酯酶第四型〔PDE4〕抑制劑，治療斑塊型乾癬病患）、靜脈免疫球蛋白注射、類固醇（＜20mg/天）：專家的強烈共識為不需改藥，也不需調整疫苗接種時間。即兩者皆不變，一切如常。

2. 撒樂（sulfasalazine）、艾炎寧（leflunomide）、移護寧（azathioprine）、口服癌德星（cyclophosphamide）、腫瘤壞死因子抑制劑（恩博、復邁、心普尼等）、安挺樂（第六介白質接受體拮抗劑）、第一（anakinra、canakinumab）、第十七（ixekizumab、secukinumab）、第二十三介白質（guselkumab、risankizumab）抑制劑、奔麗生（belimumab）、新體睦（sandimmun）、類固醇（＞20mg/天）：專家們的中度共識仍是不需調整藥物，也不需調整疫苗接種時間，一切如常。

3. 睦體康、山喜多（mycophenolate）：若病情穩定，在每次疫苗注射後要先停用一週。

4. 滅殺除癌錠（methotrexate）：若病情穩定，在需兩次注射的每次疫苗注射後各停用一週。但無需改變疫苗接種時間。

5. 滅殺除癌錠（methotrexate）：若病情穩定，在僅需一次注射的疫苗注射後停用兩週。也無需改變疫苗接種時間。

6. JAK抑制劑（如捷抑炎〔tofacitinib〕、愛滅炎〔baricitinib〕、林沃克〔upadacitinib〕）在每次疫苗注射後需停用一週。也不無需改變疫苗接種時間。
7. 皮下注射恩瑞舒（Abatacept）：在第一劑注射前後，各停用一週。第二劑則無任何影響。
8. 靜脈注射恩瑞舒（Abatacept）：靜脈注射四週後再做第一劑疫苗接種，再較原訂時程多延一週接種第二劑。藥物劑量不需調整。
9. 靜脈注射癌德星（cyclophosphamide）：疫苗接種後一週再使用。
10. 莫須瘤（rituximab）：如病情允許，在使用前四週接受疫苗接種。
11. 止痛藥（普拿疼〔acetaminophen〕）、非類固醇抗發炎藥物（NSAIDs）：如病情穩定，疫苗接種前二十四小時勿服用，接種後則無限制。

但美國風濕學院也特別強調，這些都只是經由專家共識後的指引，實際上仍應由真正第一線的醫師根據臨床狀況做最後判斷，也應尊重病人的意向和選擇，尤其是這些建議也可能會隨新科學證據的產生再做修正。

發表在二〇二一年四月二十五日《*Medpage Today*》上的文章，特別強調風濕科病人即使在接受新冠病毒疫苗注射後仍應持續留意保持警覺。

主要的原因是已知接受器官移植且正在使用免疫抑制劑者，在接受新冠病毒疫苗注射後，抗體的產生量會比較低。

從而聯想到自體免疫疾病患者也會使用免疫抑制劑，在接受新冠病毒疫苗注射後，是否也會遭遇相同抗體產生量不足的問題。

此一研究共有一二三位未感染新冠病毒（COVID-19）的自體免疫疾病病人，包括發炎性關節炎、全身性紅斑性狼瘡等疾病，在接受第一劑（一共要兩劑）mRNA疫苗（輝瑞、莫德納）注射後，七四％的病人可測到產生對抗新冠病毒SARS-CoV-2的抗體。在這其中，使用生物（biologic，如恩博）或非生物（nonbiologic，如滅殺除癌錠）疾病緩解藥物（DMARDs）者，抗體產生比例為六七・五％；而未使用這類藥物者，抗體產生比例為八二・四％。兩者明顯相差十五％。由結果來看，疾病緩解藥物（DMARDs）的使用，確實會影響到抗病毒抗體的產生。

再向下分析，使用睦體康、山喜多（mycophenolate）類藥物者，只有二七・三％可測到抗體；而使用其他類非生物疾病緩解藥物者，如奎寧、移護寧、滅殺除癌錠者則七〇・三％可測到抗體。

另一方面，使用莫須瘤（rituximab）者，約三分之一可測到抗體；使用其他類生物疾病緩解藥物（DMARDs）者，如恩博、安挺樂等，則仍有七六・二％可測到抗體。

此外，風濕病人的抗體反應（七四％）較移植病人（一七％）為佳。兩者雖皆有接受免疫抑制劑，但可能劑型、劑量仍有不同，結果亦有明顯差異，對風濕科病人而言，這點較令人放心。

此一研究另也顯示，風濕病人在接受第一劑疫苗注射後，仍無法形成完整的保護力；當然可以預期的是，在風濕病人接受第二劑疫苗注射後，抗體的量應該會明顯上升，也會讓我們更安心。

由此研究可知，風濕科病人若正在使用免疫抑制劑，即使在疫苗注射後，仍可能會因抗體產量不足，造成感染。特別令人矚目的是正在使用睦體康或莫須瘤的病人。也就是為何指引會建議即使疫苗接種後仍要遵循公衛規定。

莫須瘤的作用，主要是抑制B細胞產生抗體，對會產生自體免疫抗體的疾病，無論是類風濕性關節炎或紅斑性狼瘡，自有相當療效。但理所當然，對疫苗注射後抗體的產生，也會有抑制作用。根據美國風濕學院疫苗小組提供的指引，疫苗接種後要停四週再施打莫須瘤，顯然也著眼於此。

但由抗體產生的結果，使用睦體康、山喜多（mycophenolate）類藥物者，只有二七・三％可測到抗體，似乎較莫須瘤還低。作者們亦表明美國風濕學院的指引或許還有修正的空間，尤其是針對睦體康，是否在疫苗接種後停一週即可，或者需要再延長。

此外就是抗體的測試，美國風濕學院不建議做例行檢驗，但測試對於疫苗反應仍是非常有用的工具，尤其是對正在使用莫須瘤和睦體康的患者，可能會讓醫病雙方皆更有信心。

這篇報導讓我們更了解疫苗接種和免疫抑制劑的關聯，也更清楚指引所代表的意義，和身為第一線醫師基礎知識與臨床判斷相輔相成的重要性。

疫情嚴峻，大家要同心協力，身心一體，共渡難關。讓我們一起加油，戰勝病毒。

疫苗接種會不會讓原本的風濕病活躍

二〇二一年八月四日，由美國約翰霍普金斯大學臨床試驗中心主任Julie J. Paik助理教授，剛發表在美國風濕學院官方雜誌《*Arthritis & Rheumatology*》上的文章，部分回答了病友們另一個關心的問題，即接受新冠病毒（COVID-19）疫苗接種後，會不會讓原本的風濕和肌肉骨骼疾病活躍。

此一研究包括一三七七位風濕病人，在接受兩劑mRNA疫苗後，其中十一%其潛在的風濕疾病會活躍且需要額外治療，不過這些活躍並不嚴重。此外，也常會有局部和全身的疫苗反應，不過並不影響正常活動。

在新冠病毒疫苗的臨床試驗中，只有極少數罹患風濕和肌肉骨骼疾病的病人，被包含在內，主要是因為第三期試驗中基本上排除了這類病人，因此接種後的安全性更受到矚目。

為此，Paik醫師特別設計了一項前瞻性的研究，讓正在接受免疫抑制劑治療，且同意接受兩劑疫苗的風濕和肌肉骨骼疾病的病人加入。受試者在兩次接種後七天，及第二劑後一個月，填寫局部、及全身反應的問卷，仔細描述病情活躍的狀況、症狀、時程，及所需要的治療。

病人的平均年齡為四十七歲，超過九〇%為女性，一〇%為非白人。最常見的診斷是發炎性關節炎（四七%），其次是全身性紅斑性狼瘡（二〇%），少部分的病人是血管炎、硬皮症，和其他結締組織疾病。

超過五〇%的病人使用多種藥物聯合治療，包括生物製劑以及傳統的疾病緩解抗風濕藥物（DMARDs，如滅殺除癌錠及必賴克瘻等），併用或未用類固醇；二六%的病人只單獨用傳統的疾病緩解藥物；二二%的病人只單獨用生物製劑；其他則單獨用免疫調節藥物或類固醇治療。在一五一位病人病人接種疫苗後病情活躍者中，六〇%的病人為在第二劑之後，其中九七%的病人原有的症狀加劇，七〇%的病人則另有新發生的症狀。

典型的活躍大約為十天，四分之三以口服類固醇治療。沒有需要住院或靜脈注射治療的病人。和病情活躍有關的因素包括：

1. 先前曾有新冠病毒確診。
2. 疫苗接種前六個月內病情活躍。
3. 使用多種藥物聯合治療中。

反之，未發生病情活躍者，多僅單獨使用傳統疾病緩解抗風濕藥物、或單獨用生物製劑。

接種疫苗的副作用包括注射部位疼痛（第一劑八七%、第二劑八六%）；倦怠（第一劑六〇%、第二劑八〇%）；其他全身性的反應尚包括頭痛、肌肉酸痛、冷顫。十一%的肌肉酸痛和十九%的倦怠，會影響到日常活動；一位病人因為腹瀉住院，但沒有病人產生藥物過敏性休克或再被確診為新冠病毒感染。

增加病情活躍的風險因素，包括使用多種藥物聯合治療、或在六個月內曾經有病情活躍。其實代表的意義就是原有疾病控制不佳，也顯示免疫反應仍在激活中。

由此一研究結果顯而易見，接種新冠病毒（COVID-19）疫苗後，罹患風濕和肌肉骨骼疾病的病人，病情活躍並不常見；若有，也是原本就比較活躍的病人。

作者特別希望這篇文章的發表，可減輕風濕病人對於疫苗接種的疑惑和畏懼，經過說明後，能盡速接受疫苗注射以預防病毒感染。

第七章

健康與長壽

會讓認知功能下降的藥物

生命可能會害怕死亡、害怕衰老，更可能擔心雖生而失憶，在一片空白的世界裡活得不知所以。

聖地牙哥加州大學的Lisa Delano Wood醫師等，剛於二〇二〇年九月二日在美國《神經學》（*《Neurology》*）雜誌發表文章，探討包括過敏、感冒、高血壓，和憂鬱症等許多狀況下會使用的藥物，尤其在當病人有阿茲海默病（Alzheimer's disease）的遺傳危險因子、或生物標記的狀況下，可能會增加發展為輕微思考和記憶障礙。

這些藥物綜論之，即所謂抗膽鹼藥物（anticholinergic drugs），主要被用在包括暈動病（motion sickness）、尿失禁、膀胱過動、巴金森氏症、憂鬱、氣喘、過敏、和高血壓等疾病。大約有近一〇〇種這類藥物在臨床上被廣泛使用中，有些需要處方，但多半都可在坊間藥局中自購。

此研究包括平均七十四歲的六八八位病人，在研究前沒有任何思考和記憶的問題。服用抗膽鹼藥物的定義為在開始研究前三個月內有服用抗膽鹼藥物，至少一週一次，且已超過六個月。進入此研究之後的十年，參與者每年都要接受認知測驗。

其中三分之一的參與者有服用抗膽鹼藥物，平均每人服用四・七種。最常使用的藥物為：

1. Metoprolol（美托普洛，台灣商品名：舒壓寧控釋錠）、Atenolol（Tenormin天諾敏），此皆為選擇性的β1-受體阻斷劑，常用於治療高血壓、心絞痛，還有心搏過速等症狀。
2. Loratadine（柔樂坦錠），可緩解過敏性鼻炎（鼻塞、流鼻水、打噴嚏）或過敏所引起之症狀。屬第一代的抗組織胺。這類藥物還包括：氯苯那敏chlorpheniramine, CTM）、苯海拉明（diphenhydramine, benadryl）、茶苯海明（dimenhydrinate, novamin）及佩你安錠（cyproheptadine, periactin）。由於親脂性高，能穿越血腦障壁（blood brain barrier, BBB），中樞神經系統副作用明顯，服藥後可能引起嗜睡及注意力下降等，具顯著的抗膽鹼作用（如：散瞳、口乾、尿液滯留、便秘、意識混淆等）。

3. Bupropion（安非他酮〔amfebutamone〕），商品名威博雋（Wellbutrin），在美國是最常用的抗憂鬱藥物之一，也可做為戒菸藥或治療注意力不足過動症的第二線藥品。

由於不同藥物有不同的抗膽鹼活性，研究人員必須計算參與者抗膽鹼藥物的整體負載，整合包括數目、劑量、強度等。在臨床試驗中，二三〇位病人服用抗膽鹼藥物之後，一一七位（五一%）發展出輕微的認知障礙，相較於在四五八位未服用抗膽鹼藥物中，僅一九二位（四二％）有輕度認知障礙。且與服用藥物的整體負載呈正相關。

研究人員也注意到，參與者在腦脊髓液中是否有阿茲海默病的生物標記，或有阿茲海默病基因危險因子。結果顯示，若病人在腦脊髓液中有阿茲海默病生物標記且服用抗膽鹼藥物，是沒有服用藥物也沒有生物標記者之後發展出輕微認知障礙的四倍。而具阿茲海默病遺傳危險因子且服用藥物者，是沒有遺傳危險因子也沒有服用藥物者發展輕度認知障礙的二．五倍。研究也發現，因為老年人代謝抗膽鹼藥物較年輕人慢，因此建議的劑量應該高低不同。不過也發現，受試者服用的抗膽鹼藥物有五七％高於應服劑量的二倍，一八％高出四倍。

此一研究也顯示，認知正常者服用至少一種抗膽鹼藥物，經過十年後，較未服用者，會多出約四七％的機會顯現輕微的認知障礙，而這可能是老年癡呆的前兆。

這篇研究因此建議在發展出任何認知問題前，也許我們可嘗試盡量減少使用上述抗膽鹼藥物，這應該也是避免產生類似狀況的重要方法。唯作者也提醒，若要減藥或停藥仍需與醫師討論，絕不可自行調整。更認為未來研究應檢視是否在停用抗膽鹼藥物後，可減少輕微的認知障礙或甚至阿茲海默病的發生來強化其相關性。

運動能長壽

如果想要長壽，保持運動應該是方法之一，但到底每天至少需要多少時間的運動才能有益呢？

大家都在動，但我們每日運動的時間符合基本需要嗎？根據美國政府發布，美國人的身體活動指引（Physical activity guidelines for Americans），成年人每週至少需要一五〇分鐘中等強度的身體活動，或每週至少七十五分鐘高強度的運動。換句話說，此即代表成年人需中等強度的身體活動每天至少三十分鐘，每週五天。

萬一時間真的不夠怎麼辦？事實上只要每天能有十～十五分鐘中等強度的身體活動，就能夠延長壽命。

國際著名的《刺胳針》（《*Lancet*》）雜誌，發表一篇來自台灣的研究，在四十萬位參與者中，分為五類運動群，包括不活動（每週運動少於六十分鐘）、低度、中度、高度，和非常高度，每一組都和不活動組比較，再計算各組的死亡率和壽命。

與不活動組比較，低度運動組每週運動近九十二分鐘，相當於每天運動約十五分鐘，結果較不活動組多了三年的壽命和減少十四％各種原因的死亡率。此利多並可見於各年齡層、性別，和即使有心血管疾病者。簡單而言，每天僅需十五分鐘中強度運動即對健康有益。研究人員也發現，每日每增加十五分鐘運動，可減少死亡率四％，並減少癌症相關的死亡率一％。

另一方面，不活動的族群比低活動的族群會增加四七％的死亡率。在美國約三分之一的成人可以符合每週運動一五〇分鐘的建議，在台灣只有五分之一的成人能合乎此要求。

相類似的，發表在《*PLOS Medicine*》的研究，包括六十萬位二十一～九十歲的成年人，結果發現，每週七十五分鐘中度運動，包括疾走，較不運動者，可增加一・八年壽命。每週七十五分鐘中度運動，相當於每一天僅運動十分鐘，事實上已較美國指引所建議的少了三分之一，其正面效應也牽動著先前有吸菸者跟非裔美人。但若每週能有中度運動一五〇分鐘，則可增加壽命三・四～四・五年。

而所謂運動強度是指身體活動消耗能量的速率，通常用代謝當量（MET）來代表。所謂中等強度的活動是指3～6 METs，通常需要中等程度的努力，會微喘、並可明顯的增加心跳速率，大概包括快走、跳舞、園藝、家務、遊戲等；而高強度的活動是指＞6 METs的活動，通常需要大量費力，並造成呼吸急促與心率變快。包括跑步、爬山、騎自行車、游泳、球類活動等。

因此想要長壽，一定要動起來，其實所花時間不多，記得每天至少十五分鐘。想要活得久、活得健康，仍應鼓勵或強迫自己盡量的動，拖地拔草洗碗都算，都應笑納且享受。

飲食、營養、和風濕病

「為何我會得到這個病？」

「是不是和我的飲食有關？」

「我到底現在該吃些什麼？」

「有沒有其他自然療法，能取代服用藥物？」

對於新被診斷的風濕病病人，我們都非常熟悉這類的問題，直覺上，我們通常會否定風濕病與飲食或營養間的關係，但其實更可能的，只是隱藏了我們在這個問題上的無知。

發表在二〇二一年四月《*THE RHEUMATOLOGIST*》的文章，系統性的就此問題做了全面性的回顧。

● 歷史回顧：

西方醫學之父，古希臘的希波克拉底（Hippocrates，西元前四六〇年至前三七〇年）的名言：「讓食物成為你的藥，讓藥成為你的食物（Let food be thy medicine and medicine be thy food）。」此說雖然已在糖尿病、心臟血管疾病、乳糜瀉（celiac disease）等疾病得到印證，但對於風濕疾病則仍角色模糊。

因為缺少令人信服的科學研究，過去風濕界多將此說視為騙術（quackery）。甚至一九九一年發表在《*Rheum Dis Clin North Am*》以及美國關節炎基金會的研究都認為，沒有食物可引發關節炎，也沒有食物可治療關節炎。

直到二十世紀末期此課題才又引發關注，對飲食的觀念，逐漸由「騙術」換為補充性（complementary），或替代性（alternative），或整合（integrative）性治療的一部分。也告訴這一代的風濕科醫師，應該更敏銳、更負責、更具同理心的滿足病人的需求，能夠更進一步的發掘風濕病的成因和治療方式。基本上，對於飲食、營養、和風濕病的關係，應保持更開放的觀念和對話。我們可由以下幾點了解：

● **此話題為何有吸引力？**

首先，大約四分之一長期慢性的風濕病病人會認為，飲食會影響風濕疾病的症狀。

主要的話題吸引力在於飲食治療的：簡單、容易了解、便宜、安全、容易取得、自然、與生活型態連結、可讓病人更有主導性與成就感的優勢。

● **連結理由在於，飲食和風濕病的連結有兩個主要的機轉：**

1. 營養成分可改變免疫和發炎的反應，從而影響風濕病的表徵：如魚油所含的EPA和DHA可抑制發炎介質白烯三素和前列腺素的合成；熱量的限制也會抑制發炎。

2. 食物中的諸多抗原也可以穿過腸道，誘發免疫反應，造成風濕的症狀。如所謂的過敏性關節炎抗瓜胺酸抗體與食物抗原的交叉反應。

● **可信的科學證據有限：**

進行食物和營養的研究是非常不容易的，因為很難找到適當的對照組、願意確實配合的受試者，且隨機、雙盲都非常困難。因為許多研究依賴病人的記憶和誠信，且因類風濕性關節炎病人多已使用非常有效的疾病緩解抗風濕藥物（DMARDs），留給飲食治療顯示效用的空間相對甚小。因此具有可信度高的、持續不變的、能反覆驗證特性的研究就非常少。

● **擷取國際著名期刊研究資料供大家參考：**

1. 一項為期十週，有對照組、雙盲、隨機，加入二十六位類風濕性關節炎病人的臨床試驗（《*Arthritis Rheum*》1983），飲食排除添加物、防腐劑、水果、紅肉、中藥、乳製品，經一八三組排列組合後，和正常飲食比較，整體而言並無差別。但也確實有兩位病人獲得改善，表示可能的確會有個人差異。

2. 一項為期十二週，以安慰劑對照、雙盲的研究（《*Ann Rheum Dis*》2015），以新發生的類風濕性關節的病人，使用魚油可減少併用三種疾病緩解抗風濕藥物（DMARDs）治療的失敗率，且緩解率會上升，雖然魚油無法取代疾病緩解抗風濕藥物，但至少若使用疾病緩解抗風濕藥物再加上三克的EPA加DHA，病人會感受到輕微的進步。

3. 地中海飲食不但可減少類風濕性關節炎的發生（《*Arthritis Rheumatol*》2021），也可減少類風濕性關節炎的發炎活性（《*Ann Rheum Dis*》2003），也可減少如心臟病等併發症。顯然值得推廣。

4. 至於飲食對風濕疾病起因的影響。已知單株抗瓜胺酸蛋白質抗體（ACPA），因為分子相似性，可和許多植物和微生物的蛋白質交叉反應，顯示微生物或食物抗原，可以誘發ACPA的產生，造成類風濕性關節炎（《*Arthritis Rheum*》2015）。

5. 長期進食一般所認為較健康的食品，可減少類風濕性關節炎的發生（《*Ann Rheum Dis*》2017）。

6. 紅血球中的多不飽和脂肪酸及亞麻油酸濃度和類風濕性關節炎的風險成反比（《*Ann Rheum Dis*》2018）。

7. Omega-3脂肪酸可降低由ACPA陽性轉變為類風濕性關節炎的風險。臨床上確實有些ACPA陽性但尚未發展為類風濕性關節炎的病人，此結果值得參考。

8. 牛奶中的免疫調節mRNA可減緩關節炎的發生（《*Mol Nutr Food Res*》2015）。

9. 一個月連續五天的斷食療法可改善BMI身體質量指數、血壓、血糖、三酸甘油脂、膽固醇、和發炎指數CRP。

● **結論：**

1. 類風濕性關節炎病人使用魚油／植物油可能會改善症狀。

2. 類風濕性關節炎病人使用地中海飲食可能會改善症狀。
3. 飲食和營養無法取代疾病緩解抗風濕藥物（DMARDs）治療。
4. 飲食和營養在治療風濕疾病的角色不大。
5. 不特別推薦飲食和營養治療，但也不排除其在個人身上的角色。
6. 未來研究的主要興趣可能放在飲食經由腸道微菌叢的影響，改善風濕病。即飲食對於微菌叢的調控，或為未來治療努力的目標。

地中海飲食是源自於一九四〇～一九五〇年代環地中海地區及國家（希臘、義大利南部及西班牙）的傳統飲食型態。以橄欖油、豆科植物、天然穀物、水果和蔬菜，適量魚、乳製品（特別是發酵乳製品，如優格與傳統的起司）及紅酒為特色。少吃紅肉與甜食。

斷食

發表在二〇二一年五月十二日《*MDLink*》上的文章談到斷食（fasting）的方法與益處。

我們日常可能會碰到病人、朋友、或家人對斷食的問題感到興趣。近年來，許多新聞也相繼報導人們為了減重瘦身、運動耐力、免疫功能、健康抗病等各種理由，可能會採用斷食法。

過去一些研究指出，斷食（fasting）可預防和治療慢性病，且能延年益壽。發表在《*Nature Aging*》2021的文章顯示，斷食可啟動並活絡替代的代謝途徑，目的在儲存熱量並保護器官以維生。當然此替代的代謝途徑如果是燃燒脂肪，對我們而言就正中下懷。

斷食法基本上分為兩種。

所謂間歇式的斷食（intermittent fasting），是指每一～七天內（即一週內），可重複多次維持十二～四十八小時（半天～二天）的斷食。

另所謂週期性的斷食（periodic fasting），則指每一個月內至少有一次以上二～七天的斷食。

週期性的斷食又分兩種，一種是只喝水；另一種則是以蔬菜為主，限制富含熱量的飲食，通常是採用低蛋白質、低糖、及高不飽和脂肪。

週期性的斷食，根據此篇報導，可減少體重、血壓，和腹圍。另外則可減少心臟病、糖尿病、及癌症的危險因子。唯作者也同時建議，週期性的斷食維持數個月後，即應回復正常飲食，以免影響健康。

而間歇式的斷食，可讓體重下降、對代謝有益、並降低對胰島素的阻抗性。間歇式的斷食和低密度脂蛋白、可溶性細胞黏附分子，以及發炎標記的下降有相關性。也有研究認為，間歇式的斷食可改善睡眠狀況、增強心臟的功能、減少氧化壓力，及維持血壓的正常。發表在《*Clinical Diabetes and Endocrinology*》2021的文章也顯示，間歇式的斷食可降低空腹血糖、降低胰島素阻抗、改善糖尿病、降低體重。當然也提醒物極必反，尤其是過度斷食造成低血糖的危險。

另一方面，體重減輕可能尚非間歇式的斷食有益健康的主要因素；事實上，間歇式的斷食的好處，可能在於生酮作用（ketogenesis），即身體中熱量的來源由葡萄糖轉換為酮體（ketone），當血液中酮體濃度上升，則可促使身體對抗氧化及代謝所產生的壓力和發炎反應，移除受損的分子，並啟動修復。此效應甚至可延展到恢復進食之後的時間，從而增強葡萄糖代謝、對抗壓力、對抗發炎反應、對抗疾病、並強化身心的平衡。

其實另一個同等重要的問題即斷食後的再進食時間（refeeding time）。某些研究指出，當天進食完最後一餐後，葡萄糖、肝醣完全消耗約需要十二～十四小時，一旦消耗完就會開始分解脂肪，故理論上進食超過十四小時，就會降低體脂肪。

近期坊間甚夯的168飲食法，就是利用這個道理。顧名思義，是將三餐集中在八小時內吃完，其他十六小時不再進食。其特點是平時食用的食物總量不變，但縮短進食時間，讓身體開始消耗體脂肪並延長體內修復的時間。

但要注意的是，168飲食法必須攝取足夠熱量，若卡路里攝取不足，除了脂肪消耗外，也會開始分解肌肉來源的蛋白質以供應能量，來維持身體正常運作。因此在斷食期間，攝取足夠的蛋白質以及熱量相對重要，才能保護自己肌肉不致跟隨流失。事實上，二〇二〇年九月《*JAMA Internal Medicine*》的研究就發現168的間歇性斷食法，並不會較正常三餐對減重更為有效，此報告值得參考。

所謂病從口入，老祖先的智慧，可能還不止是說細菌微生物等不潔物的帶入，而是食物的內容、進食的時間等因素都會影響身體健康。但無論如何，體重過重總是對健康不好的。疫情期間，我常跟肥胖又抱怨已很努力卻無效的病人玩笑性的建議，口罩就戴好戴滿別拿下來，很快就有效了！

糖對健康的影響

糖在人體的角色實在奇妙，一方面身體和腦需要糖作為能量來源，無糖不歡；另一方面糖卻又像是嗎啡，吃得愈多，就會愈依賴且愈渴望。

醣類又稱碳水化合物，為人體重要的營養素，它主要分成三大類：單醣、雙醣和多醣。單醣結構在眾多醣分子中是最簡單的，味道甜美，能溶於水。葡萄糖、果糖、半乳糖等即屬六碳單醣，也是血糖的三種主要成分；蔗糖和乳糖是雙醣，在消化過程中，經過酶的催化會分解為一個葡萄糖和一個果糖；多醣則可作為儲存養分的物質，如纖維素、澱粉和肝醣等。

眾所周知，糖若吃得過量，會產生健康上不同的的副作用，包括體重增加、肥胖、心臟病、第二型糖尿病，以及大腦認知功能的下降。

其中糖與腦的關係，近來有相當多的科學報告，也逐漸受到大家重視。

毫無疑問，糖是腦的重要能量來源，當然是身體的必需品。發表在《*Frontiers in Bioscience*》的文章顯示，糖以葡萄糖的形式，可以經過星狀細胞、表皮細胞，由循環血液中穿過血腦障礙進入腦中，葡萄糖再由腦中的神經元吸收成為燃料。

糖可啟動掌管情緒行為的中腦皮質邊緣系統（mesocorticolimbic system），身體得到糖後，包括額前皮質、杏仁核（amygdala）、腹側被蓋區（Ventral tegmental area），及優隔核（nucleus accumbens）會受到刺激，釋放多巴胺（dopamine），產生渴望和動力的正面力量（《*Neuroscience & Biobehavioral Reviews*》2019）。

但另一些研究也指出（《*Scientific Reports*》2019），糖若攝取過量會造成肥胖。而肥胖則與心血管疾病、第二型糖尿病、呼吸形態等所謂代謝症候群相關。同時也指出，飲食若含糖過多，可造成認知障礙和情緒問題，如焦慮或沮喪。過量的糖類攝取也會增加癌症的機會、氧化壓力，和發炎性疾病。

當然根據《*Frontiers in Bioscience*》的文章，不同形式的醣類，對於身體會有不同的效應。如果糖（fructose）會增加高血壓、胰島素阻抗、脂肪生成、糖尿病及其視網膜病變、腎臟病，和發炎的機會。但不需要因此即遠離水果，作者指出，因水果另外富含大量的纖維、抗氧化物、鉀離子、和維他命C，且水果中果糖的含量遠比蘇打、可樂等含糖飲料為低。例如一顆桃子，其果糖的含量約為水果重的一%，但果糖卻佔含糖飲料約一半的重量。根據美國人二〇二〇～二〇二五年的飲食指南，一份健康的飲食，醣類應佔低於一〇%的卡路里熱量。

根據發表在二〇二〇年《*Cell Metabolism*》的文章，腦細胞可對纖維母細胞生長因子（fibroblast growth factor 21）反應，壓抑對醣類的渴望，而調整營養的攝取。未來可能會以此荷爾蒙為本，發展出藥物，來控制對糖的渴望和攝取。

當然此時此刻我們能做的應該就是：減少醣類（碳水化合物）在飲食中的比率、減重，盡量減少蘇打、可樂等含糖飲料，才能讓身心更為健康，尤其是近期注意到的認知功能和情緒。

咖啡與維他命

世人嗜喝咖啡者眾。以美國人為例，每天要喝兩杯咖啡者約佔二九％；要喝三杯者佔一三％；四～五杯者佔一四％；每日喝六杯以上者也達九％。(見圖一)

當然飲用咖啡後許多人會覺得精力充沛，但也必須提醒咖啡因會損害一些維生素和礦物質的吸收，並加速其排泄。

下列五種是受影響比較重要的營養物質：

1. 鈣：每喝一杯咖啡約有五毫克的鈣由糞便或

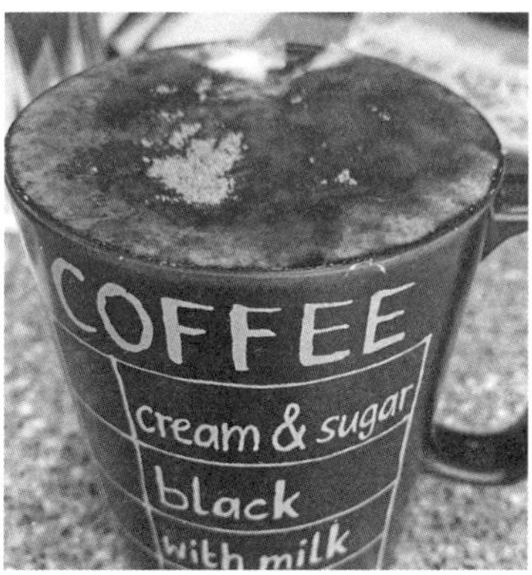

圖一 咖啡

小便中排出，通常在喝咖啡數小時之後發生。咖啡也可能影響鈣的吸收以及促使鈣由骨骼中的釋出。但根據美國奧勒岡州Linus Pauling Institute的報告資料，事實上只要鈣的攝取正常，並沒有充分證據顯示咖啡會影響骨骼的健康。當然也有其他研究顯示，喝咖啡的量與骨質疏鬆的程度是有相關性的。顯然喝咖啡時考量因素包括是否正常攝取鈣、喝咖啡的量、和骨質本身健康程度。

2. 維他命D：維他命D與鈣質吸收關係密切，咖啡因（Caffeine）事實上也是維他命D接受體的抑制劑，因此可影響維他命D吸收，從而減少骨質密度，造成骨質疏鬆。基於此，Linus Pauling Institute建議限制咖啡量少於每日三杯，如同時有足夠的鈣與維他命D攝取，應可預防其潛在影響骨質的副作用。

3. 鐵：咖啡因會干擾鐵的吸收，因為咖啡所含的苯酚化合物（phenolic compounds）會與非血基質鐵（nonheme iron）結合。飲食中的鐵分為血基質鐵（heme iron）和非血基質鐵（nonheme iron）兩種，食物中的非血基質鐵主要是三價鐵，在小腸細胞的刷狀緣上的鐵離子還原酶還原為二價亞鐵離子，然後在十二指腸吸收。咖啡因對鐵吸收的干擾會影響紅血球生成，當攝食富含鐵的食物時，咖啡因可減少鐵的吸收達八〇%。所以根據發表在《*Food Science and Quality Management*》的研究報告：「任何含咖啡因的飲料都應和含鐵的食物分開一小時以上，以免影響吸收。」

4. 維他命B：咖啡因有利尿作用，此即表示水溶性的維他命，包括維他命B，即可因增加尿量而流失，咖啡因甚至會干擾硫胺（Thiamine），又稱維生素B1的代謝。不過，咖啡因會增加胃酸分泌，經由增加胃壁細胞分泌的內生因子，反而增強維他命B12吸收。

5. 鎂（Magnesium）：根據發表在《*Life Sciences*》的小型研究，年齡在三十一～七十八歲女性若喝咖啡達6mg/kg咖啡因，則兩小時後尿中即會排出鎂、鈣、鈉、氯、鉀、肌酸酐、和水。且鈣、鎂在腎小管的重吸收亦下降。過去研究發現，咖啡因的攝入建議是400mg/天（約相當於6mg/kg的量），不會對人體產生負面影響。一般大約是三杯量。

但對許多依賴咖啡才有活力的咖啡控而言，停喝或少喝是很難做到的。唯一還能做的或許是飲用時間的選擇。根據發表在《*American Journal of Clinical Nutrition*》的研究，若咖啡和餐點併用，則鐵的吸收會由五・八八%降到一・六四%（滴濾式咖啡）和〇・九七%（即溶咖啡），但若能在餐點前一小時喝，則吸收不會改變；但即使餐點後一小時喝，則鐵的吸收仍與併用相同，也失去分開的意義。所以也許先泡杯咖啡聊個天再吃飯會較好。

另根據二〇二〇年二月BMC Cancer的報告，喝咖啡與肝癌、子宮內膜癌的發生機率成反比，即喝得愈多，得此兩種癌的機會愈少。利弊之間自己衡量，當然凡事不過量即應無大礙。（見圖二）

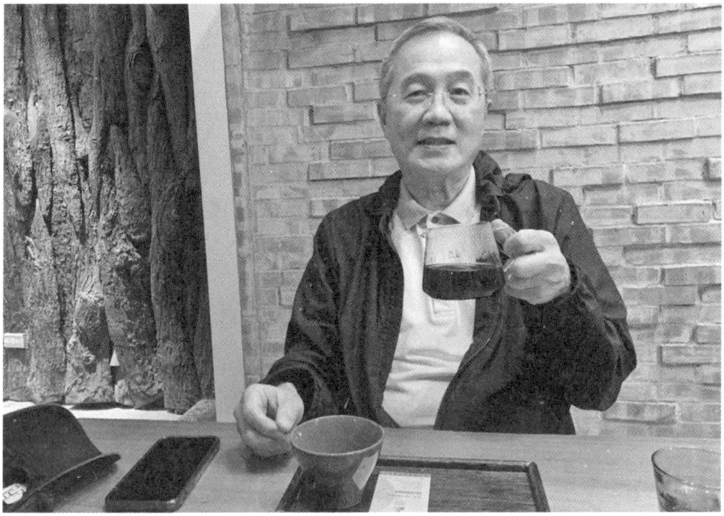

圖二 醫生與咖啡

迎向安寧幸福二〇二一年的二十一種方法

二〇二〇年開始，由於疫情，對許多人來說，都是生命中艱苦、鬱悶、充滿挑戰的一年。即將進入二〇二一年，該提醒自己在新的一年裡，對自己更好一點，揭開嶄新一頁。發表於二〇二〇年十二月二十一日《*Behavioral Science*》的文章，提出二十一種方式，讓新的一年能更平衡如意，給大家參考

1. **對自己更關心些**：許多人，尤其疫情期間，投注許多關切在其他人身上，但可能反而忽略了自己。因此首先提醒，要為自己留有更大的空間和更多的時間，讓一切更為安寧美好。
2. **先滿足基本需求**：當我們感覺疲倦、飢餓、或久坐不動，都會影響情緒和行為。新的一年裡，記得要早點上床睡覺、保持每天七~九小時睡眠、維持飲

食正常均衡，且維持每週三次，每次至少二十分鐘的運動。

3. **更專注當下：**如發現自己經常回顧過去或擔心未來沒了定錨，提醒要竭力設法借由感官讓自己回到當下。譬如找五件看到的事、四件感受的事、三件聽到的事、兩件嗅聞的事、一件嚐過的事來專注，務期回到現實當下，不要東想西想的迷失在虛幻中。

4. **注意呼吸：**我們通常錯認所謂自我照顧的活動是在工作或家事結束後才進行，只用以緩解白天的壓力。事實上，自我照顧應在一天的每一個時刻做到，即使在工作中跟家事中，也要力求保持寧靜和情緒平衡。簡單的方法即留意自己每一時刻的呼吸狀況，由是否平順中提醒自己做適度調整。

5. **挑選幾樣簡單容易達成的目標完成：**如居家視訊上班感覺無聊、想家或好友，感覺生活卡住了，可選擇平日沒時間完成的小活動，如整理衣櫃、清理電子郵件、計畫新的家居運動項目等，都會產生不同的小確幸。

6. **一早走路並養成習慣：**如可能，每天早晨走一段路並可同時聽廣播、喜愛的音樂、或學習新語言。

7. **每天早晨完成一些屬於自己的計畫：**優先留給自己一些確定的時間和空間，設法在生活中點綴一些有趣味的插曲、或聯繫感覺重要的人。先讓自己生機盎然，才能再協助更多的人並展開愉悅的一天。

8. **寫一封信：**寫信給生命中有意義的人，並告訴他們，你對他們的貢獻和陪伴深深感謝，並提醒對方讀此信。一項研究顯示，若能夠做到，可明顯讓讀信的一方，感受到快樂、價值、樂觀、跟對生命的滿足長達三個月。

9. **每天寫一首詩：**讓自己的心靈有片刻專注，讓身心靈的節拍合一，並鼓勵伴侶或知心好友做同樣的事，且安排時間，相互分享。也許寫不出詩，但一段真心的文字應該都能發揮類似的效果。

10. **在茶几上固定放幾本雜誌：**在休閒時刻隨意閱讀，就不會無聊且可增強滿足感。

11. **線上學習瑜伽：**瑜伽可增加身體靈活性、減輕壓力、降低肌肉緊張度、增強專注力及穩定神經系統。

12. **對自己更寬容：**如果對某些事物感覺有壓力，就重新考慮做的目的，是必須的嗎？或只是過度期望。如果不做，最糟會如何？在每日結束前，檢視那些感覺有負擔的事，若覺得真有成就感、有意義、且對心靈有益者就繼續為之，否則，不如停止。

13. **反省二〇二〇～二〇二一：**條列期間所完成最重要的成就、學習到的教訓、和最感謝的事情。這不但是為全年畫一個句點，也是前瞻性規劃二〇二二年的好方法。更可開始為不同的二〇二二年做排程。

14. **將安寧幸福視為旅程而非終點：**這簡單的觀念移轉，將大大減輕壓力和失落感，並提供持續奮鬥的動力。

15. 所謂的安寧幸福其實因人而異，決定於基因（包括身體機能和心理狀態）、文化、環境等諸多先後天因素，因此勿欽羨他人，勿好高騖遠，要有自我滿足的設定。

16. **偶爾離開電子產品：**二〇二〇年增加了我們對於社群媒體及電子科技的依賴性，每日花費大量時間找尋網路、臉書、電子郵件、推特的訊息。應設法評估花在這些事情上的時間，並設想若片刻轉移，暫時拋開這一切，是否會增強你的安適感。

17. **清潔一個區域或事情：**這是雙贏的做法，如清理冰箱、浴盆、或清洗車內的擋風玻璃，一個閃亮的清潔區塊將不可思議的振奮人心。

18. **飲食健康：**吃得健康，代表對於食物有健康的態度，可嘗試吃些新奇的食物、邀三五好友聚餐、並攝取大量新鮮水果和蔬菜。

19. **學習新技術：**可增強自信、也提升自尊。如果時間有限，有非常多的方法可以增加學習。找尋新食譜學做新菜，利用YouTube、App自我學習等，包括畫畫、攝影等。

20. **花一些時間回想令人難忘的回憶：**無論是某一個快樂假期，曾經得過的獎勵，與朋友共處的時光。一個快樂的回憶，可能帶來心靈上正面鼓舞的力量。

21. **原諒：**將過去的傷痛和憤怒放下，是心靈上安適的重要方法。原諒別人就是原諒自己，放下才能行遠。

看看二十一項能做到幾項，或許就有怎樣的二〇二一年和更好的二〇二二年。祝福大家有個健康、美好、幸福、快樂、平安、喜樂、豐碩、富足、自由、溫馨的二〇二二年。

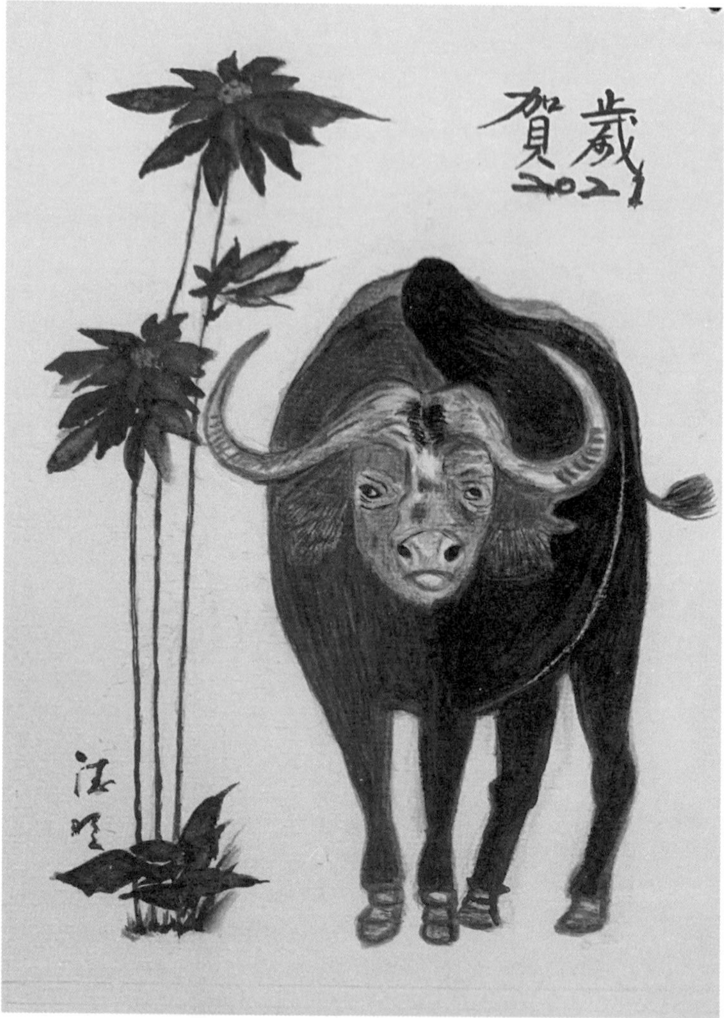

圖三 二〇二一賀歲圖

身體文化 168

看懂風濕免疫：教你正確對抗風濕、應變新冠病毒！

作　者—張德明
責任編輯—陳萱宇
校　對—林秋芬
主　編—謝翠鈺
企劃主任—賴彥綾
封面設計—陳文德
美術編輯—菩薩蠻數位文化有限公司

董事長—趙政岷
出版者—時報文化出版企業股份有限公司
108019台北市和平西路三段二四〇號七樓
發行專線—（〇二）二三〇六六八四二
讀者服務專線—〇八〇〇二三一七〇五
（〇二）二三〇四七一〇三
讀者服務傳真—（〇二）二三〇四六八五八
郵撥—一九三四四七二四時報文化出版公司
信箱—一〇八九九　台北華江橋郵局第九九信箱
時報悅讀網—http://www.readingtimes.com.tw
法律顧問—理律法律事務所　陳長文律師、李念祖律師
印　刷—勁達印刷有限公司
初版一刷—二〇二一年十一月十九日
定　價—新台幣三六〇元
缺頁或破損的書，請寄回更換

時報文化出版公司成立於一九七五年，
並於一九九九年股票上櫃公開發行，於二〇〇八年脫離中時集團非屬旺中，
以「尊重智慧與創意的文化事業」為信念。

看懂風濕免疫：教你正確對抗風濕、應變新冠病毒！/ 張德明著. -- 初版. -- 臺北市：時報文化出版企業股份有限公司, 2021.11
面；　公分. -- (身體文化；168)
ISBN 978-957-13-9589-0(平裝)

1. 風濕病 2. 嚴重特殊傳染性肺炎 3. 保健常識

416.63　　110017464

ISBN 978-957-13-9589-0
Printed in Taiwan